华夏养生康复操系列丛书

传统养生康复操

吴巧媚　周春姣　主编

中国中医药出版社

·北　京·

图书在版编目（CIP）数据

传统养生康复操 / 吴巧媚，周春姣主编 . —北京：中国中医药出版社，2017.12
（华夏养生康复操系列丛书）
ISBN 978 – 7 – 5132 – 4568 – 5

Ⅰ . ①传…　Ⅱ . ①吴…　②周…　Ⅲ . ①养生（中医）—康复医学—保健操—基本
知识　Ⅳ . ① R161.1　② R247.9

中国版本图书馆 CIP 数据核字（2017）第 267889 号

中国中医药出版社出版
北京市朝阳区北三环东路 28 号易亨大厦 16 层
邮政编码　100013
传真　010-64405750
山东润声印务有限公司印刷
各地新华书店经销

开本 850×1168　1/16　印张 9　字数 78 千字
2017 年 12 月第 1 版　2017 年 12 月第 1 次印刷
书号　ISBN 978 – 7 – 5132 – 4568 – 5

定价　45.00 元
网址　www.cptcm.com

社 长 热 线　010-64405720
购 书 热 线　010-89535836
维 权 打 假　010-64405753

微信服务号　zgzyycbs
微商城网址　https://kdt.im/LIdUGr
官 方 微 博　http://e.weibo.com/cptcm
天猫旗舰店网址　https://zgzyycbs.tmall.com

如有印装质量问题请与本社出版部联系（010-64405510）

《传统养生康复操》
编委会

主　编　吴巧媚　周春姣

副主编　邓丽丽　邓华梅　刘宇

编　委（以姓氏笔画为序）

王丽平　叶丹丹　关丽娟　李丽霞

陈广英　陈日宇　陈泳余　胡喜燕

徐健莹　黄秋祥　庾浩坚　梁雪妃

彭素清　谢阳春

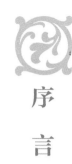

序言

中国传统养生学是祖国医学伟大宝库中的一份灿烂瑰宝，在促进人类健康事业的发展中，不管过去、现在，还是将来，都显示出它重要的价值和巨大的优越性。

养生，即养生保命，又称摄生、道生、卫生、保生、养性等，指利用多种方法调养形神，以祛病强身，防病避害，延年益寿。养生是中医学的特色之一，两千多年前古人已记载预防疾病和保健（治未病）的重要性，这也是中医学中预防医学思想的精髓所在。如《素问·四气调神大论》中提出："是故圣人不治已病治未病，不治已乱治未乱，此之谓也。夫病已成而后药之，乱已成而后治之，譬犹渴而穿井，斗而铸锥，不亦晚乎。"在《素问·上古天真论》《素问·四气调神大论》中提出了养生的基本原则和方法："其知道者，法于阴阳，和于术数，食饮有节，起居有常，不妄作劳。""虚邪贼风，避之有时；恬惔虚无，真气从之；精神内守，病安从来。""春夏养阳，秋冬养阴。"现代医学也越来越强调预防的重要性，如"一级预防"概念的提出和其临床指导作用，而这正与中医学中"治未病"的思想不谋而合。

中医康复方法古称将息法、善后法、调摄法，或称调理、调治、调养等，除针灸、按摩、气功、中药、食疗，以及药物外治的熏、洗、烫、浴、敷、贴、搽等疗法外，尚有属于物理治疗范围的热疗、冷疗、光疗、声疗、泥疗、砂疗、磁疗、水疗等；属于精神情志治疗范围的以情制情法，文娱、音乐、舞蹈疗法等；属于作业疗法范围的弹琴、书写、绘画等；属于体育疗法的五禽戏、八段锦、太极拳、武术、跑步等。这些理念和方法，为中华民族的繁荣昌盛作出了无可替代的杰出贡献。从广义来看，中医养生学包含了预防养生与疾病养生两方面的内容，后者又具有了现代康复医学的康复宗旨，就是让残疾者、老年病者、慢性病者更好地回归社会。但"未病先防、既病防变、病后防复"却始终是其学术思想的核心。这与现代医学中康复预防的"三级分层预防"思想不谋而合。

中共中央、国务院关于《"健康中国 2030"规划纲要》明确指出，健康是促进人的全面发展的必然要求，是经济社会发展的基础条件。实现国民健康长寿，是国家富强、民族振兴的重要标志，也是全国各族人民的共同愿望。《纲要》中提出要充分发挥中医药独特优势，大力发展中医非药物疗法，使其在常见病、多发病和慢性病防治中发挥独特作用；发展中医特色康复服务；实施中医治未病健康工程，将中医药优势与健康管理结合；开展中医中药中国行活动，大力传播中医药知识和易于掌握的养生保健技术方法。《中医药发展战略规划纲要（2016—2030 年）》则明确提出要大力发展中医养生保健服务，加快中医养生保健服务体系建设，研究制定促进中医养生保健服务发展的政策措施，提升中医养生保健服务能力，推广融入中医治未病理念的健康工作和生活方式。

我院广大医护工作者秉承充分发挥中医特色与优势，当为人民群众健康守护者的宗旨，在服务患者的实践中，努力发掘整理古籍中有关养生康复的文献资源，吸收古代养生康复文化精华，创作出六套养生康复效果明显且易于练习的康复保健操（功法），名《华夏养生康复操系列丛书》，分《醒脑养生康复操》《脏腑养生康复操》《调神养心康复操》《女性养生康复操》《筋骨养生康复操》《传统养生康复操》六个专辑。《华夏养生康复操系列丛书》图文并茂，通俗易懂，既可用于疾病时的辅助康复，又可用于日常的养生保健。本套丛书的出版，希望能为《"健康中国 2030"规划纲要》《中医药发展战略规划纲要（2016—2030 年）》的早日实现，为国民健康长寿贡献绵薄之力。

故乐为之序。

广东省中医院

吕玉波

2017 年 7 月

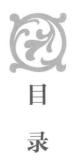

目 录

◎ 养生太极拳

一、简介

《太极拳论》开篇即言："太极者，无极而生，动静之机，阴阳之母也。动之则分，静之则和[1]。"健康长寿的根本："法于阴阳，和于术数。"这八个字是《黄帝内经》提出的日常养生保健的总则[2]。太极拳是中国传统文化之瑰宝，它以慢生柔，以匀求活，以柔克刚，在晨练者中具有广泛的影响力。养生太极拳由杨式太极拳简化而来，与传统太极拳相比，内容更精炼，动作更易学。虽然整个套路只有 24 式，却充分体现出太极拳的运动特点，而且其舒筋活络、调和气血、营养脏腑、强筋健骨、延年益寿的功效一点不少[3]。

二、养生功效

1. 静心神，益大脑，防治神经类疾病，被称为"精神体操"：在习练太极拳时一定要心静，让大脑皮质处于充分的休息状态，从而通过意念、呼吸、动作配合，促进大脑神经细胞功能完善，增加神经系统的灵敏性，协调全身内外器官。中国的传统医学认为：人的精神越入静，就越能发挥固有的自我调节（包括生长、适应与修复）作用。

2. 畅血气，提高心肺功能：太极拳动作舒缓，可使全身肌肉放松，长期习练有利于心脏血液循环，可预防心脏病。另外，太极拳不同于其他运动，习练时间不宜过短，一定时间的习练可增加身体的供氧量，利于血气顺畅，促进淋巴系统的新陈代谢，加强人体抵抗力，提高心肺功能。

3. 拉筋活脊，练肌肉，促进身体机能，防治骨质疏松：习练太极拳，常常需要重心交换，加之习练中有许多搂、转动作，利于增加身体各部位肌肉的耐力。"拉筋"就是经常运动软组织、韧带、肌腱，使其保持弹性，使身体保持一定的柔韧性，保持人体生命力。有一本书就叫《筋长一寸，寿延十年》。而老年人由于骨质疏松，常会失去平衡而跌倒，从而导致骨折等病症。在太极拳中，有单腿撑体的动作，可适当加强习练，提高腿部的承受力，有益于增强骨质的坚固性。所以老年人不妨经常习练太极拳，改善身体的柔韧性，防治骨质疏松。

4. 利消化，防治胃肠疾病：习练太极拳时的逆腹式呼吸法，对内脏可以起到按摩作用，而其中某些动作，如舌抵上腭、唇齿轻闭等，还会增加唾液的分泌，利于消化。长期习练，防治胃肠疾病。

三、动作要领

预备式（见图1-1）

两脚并立，身体中正，双目平视，两手轻贴大腿两侧，舌尖轻贴上腭，面部放松，心无杂念，意念集中，自然呼吸，静站5分钟。

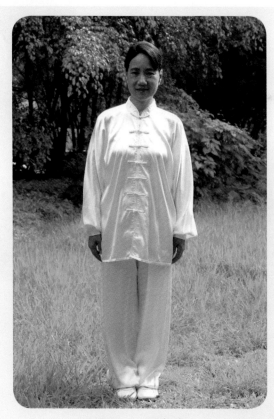

图1-1 预备式

第一式：起势（见图 1-2）

左脚开立，两臂前举，屈膝按掌。

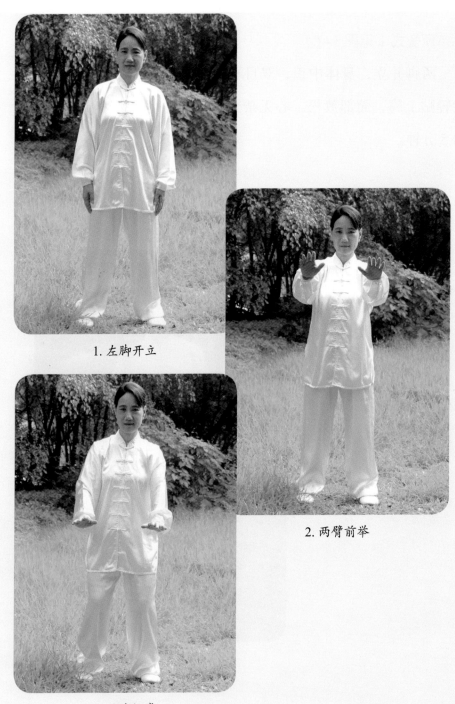

1. 左脚开立

2. 两臂前举

3. 屈膝按掌

图 1-2　起势

第二式：左右野马分鬃（见图 1-3）

稍右转体，收脚抱球，转体上步，弓步分手。后坐撇脚，收脚抱球，转体上步，弓步分手。

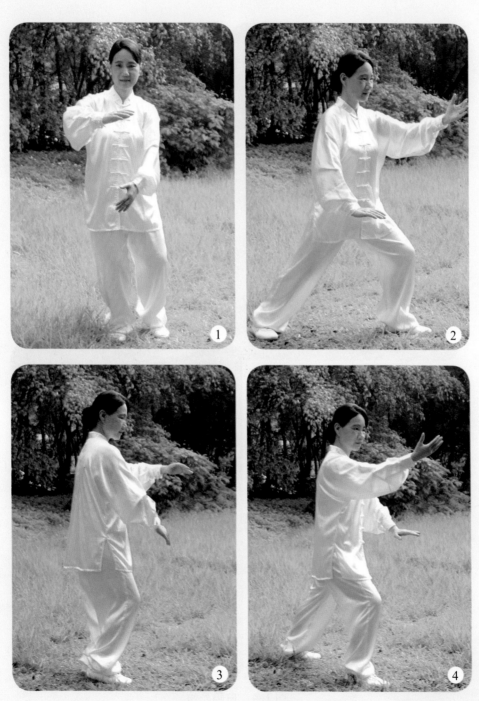

图 1-3　左右野马分鬃

第三式：白鹤亮翅（见图 1-4）

稍右转体，跟步抱球，后坐转体，虚步分手。

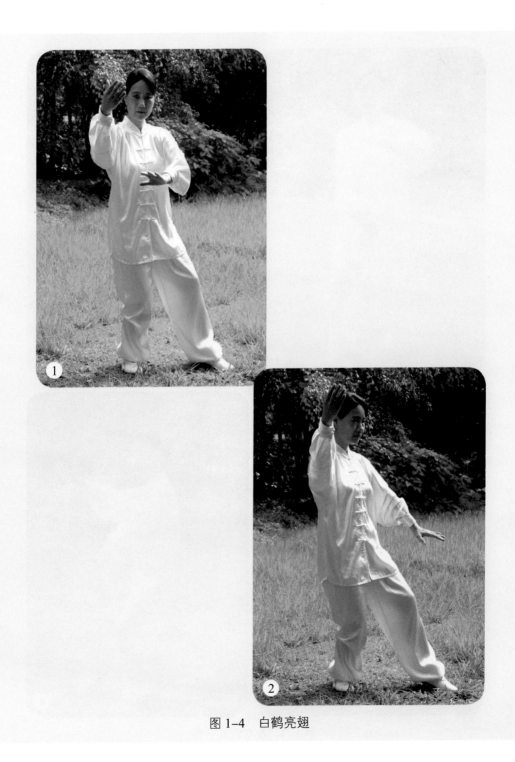

图 1-4　白鹤亮翅

第四式：左右搂膝拗步（见图 1-5）

转体摆臂，摆臂收脚，上步屈肘，弓步搂推。后坐撇脚，摆臂收脚，上步屈肘，弓步搂推。

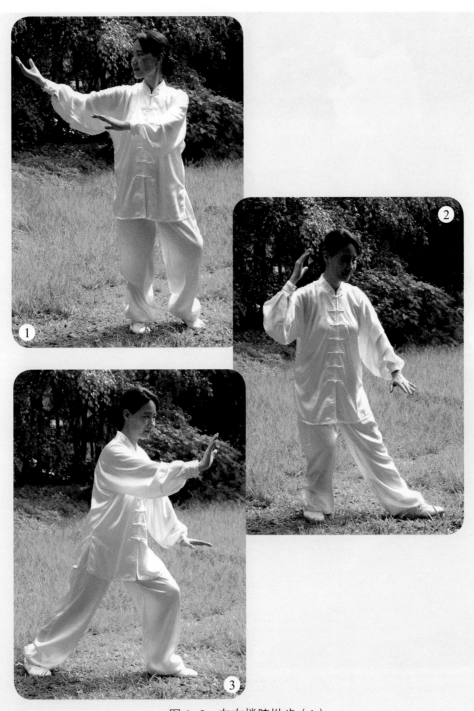

图 1-5　左右搂膝拗步（1）

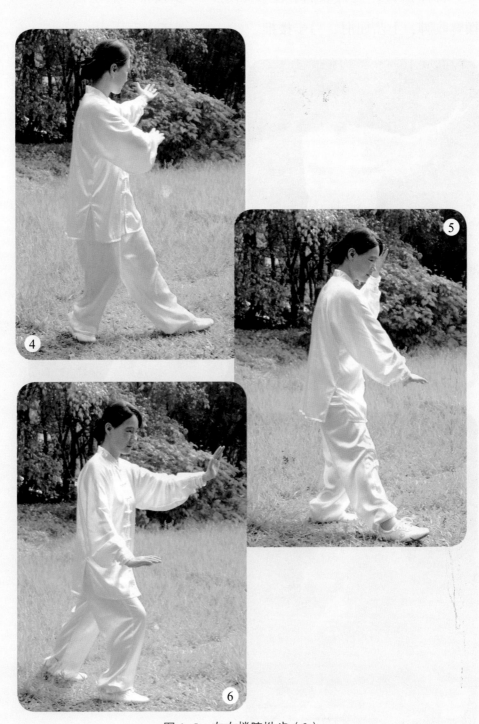

图1-5　左右搂膝拗步（2）

第五式：手挥琵琶（见图 1-6）

跟步展臂，后坐引手，虚步合手。

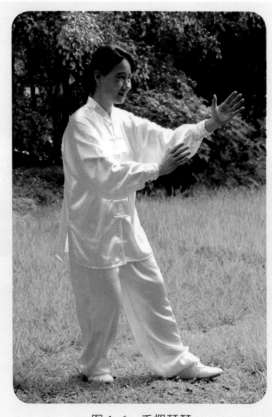

图 1-6　手挥琵琶

第六式：左右倒卷肱（见图1–7）

稍右转体，撒手托球，退步卷肱，虚步推掌；稍左转体，撒手托球，退步卷肱，虚步推掌。

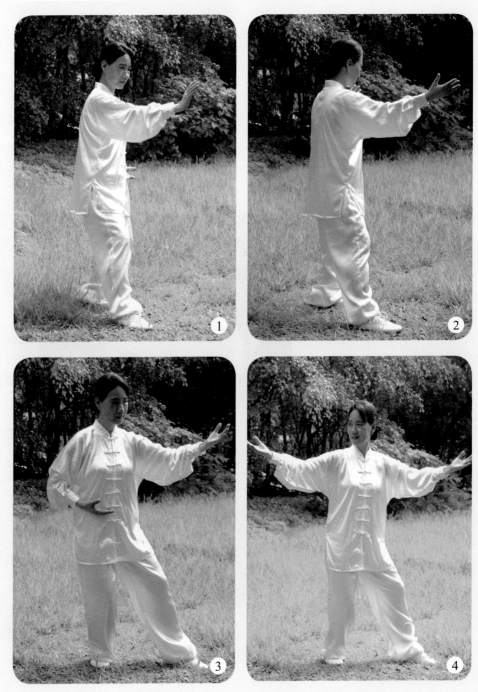

图1–7　左右倒卷肱

第七式：左揽雀尾（见图 1–8）

转体撤手，收脚抱球，转体上步，弓步掤臂，摆臂后捋，
转体搭手，弓下前挤，转腕分手，后坐引手，弓步前按。

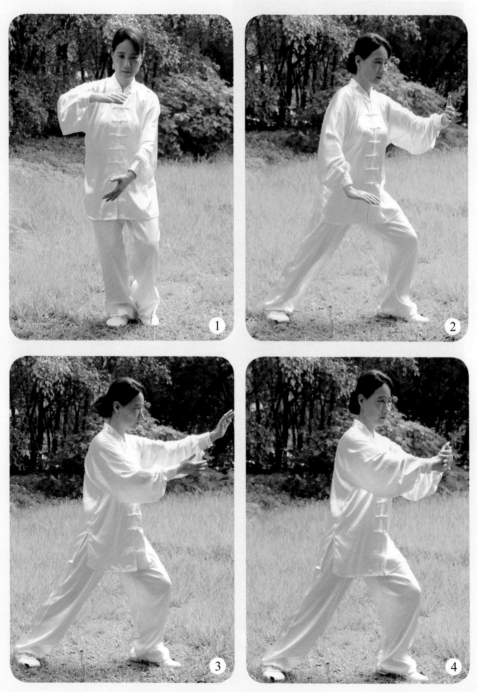

图 1–8　左揽雀尾（1）

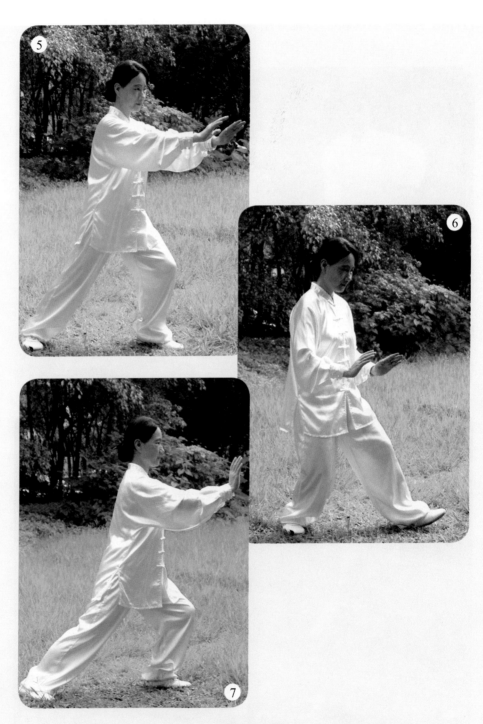

图 1-8　左揽雀尾（2）

第八式：右揽雀尾（见图 1-9）

后坐扣脚，收脚抱球，转体上步，弓步掤臂，摆臂后捋，
转体搭手，弓下前挤，转腕分手，后坐引手，弓步前按。

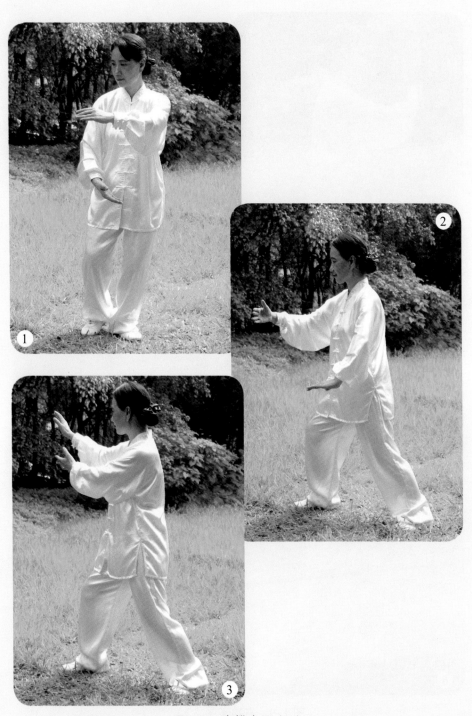

图 1-9　右揽雀尾（1）

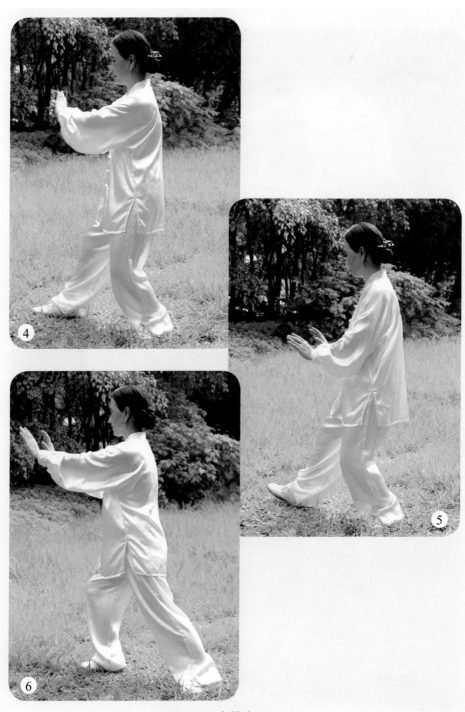

图 1-9　右揽雀尾（2）

第九式：单鞭（见图 1-10）

转体运臂，右脚内扣，上体右转，勾手收脚，转体上步，
弓步推掌。

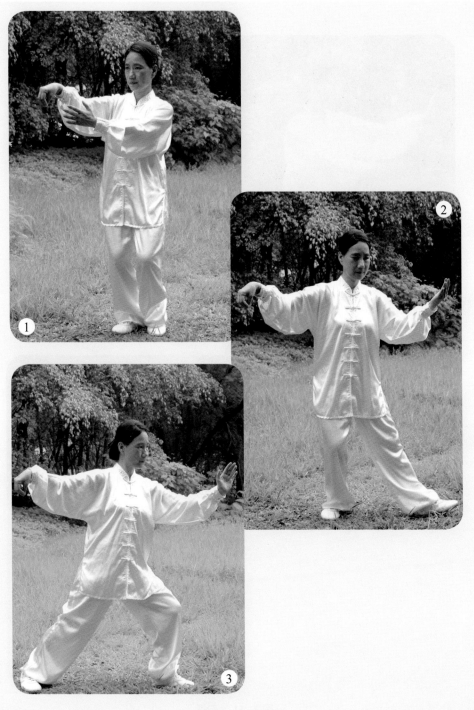

图 1-10　单鞭

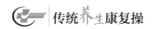

第十式：云手（见图 1-11）

后坐扣脚，转体松勾，并步云手，开步云手，并步云手，开步云手，开步云手，扣脚云手。

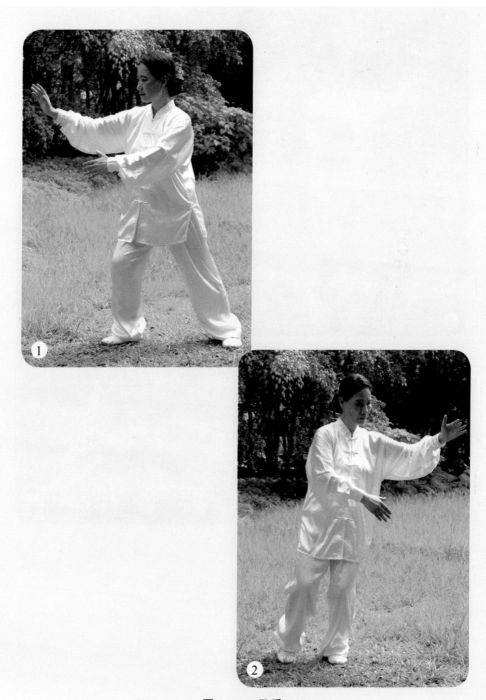

图 1-11　云手

第十一式：单鞭（见图 1–12）

转体勾手，转体上步，弓步推掌。

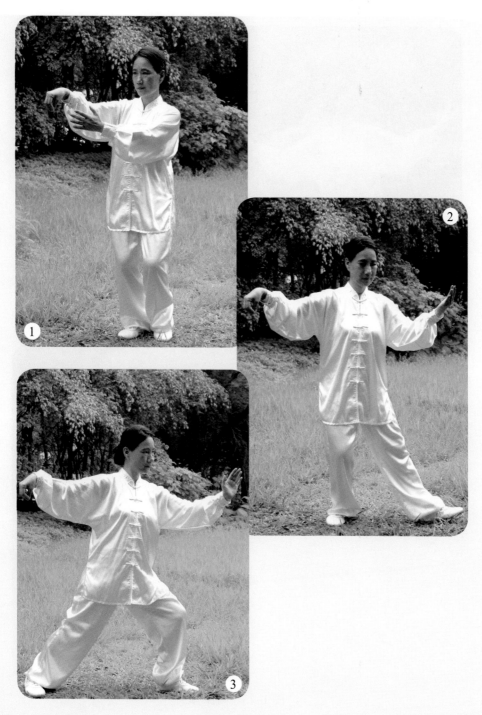

图 1–12　单鞭

第十二式：高探马（见图 1-13）

跟步托球，后坐卷肱，虚步推掌。

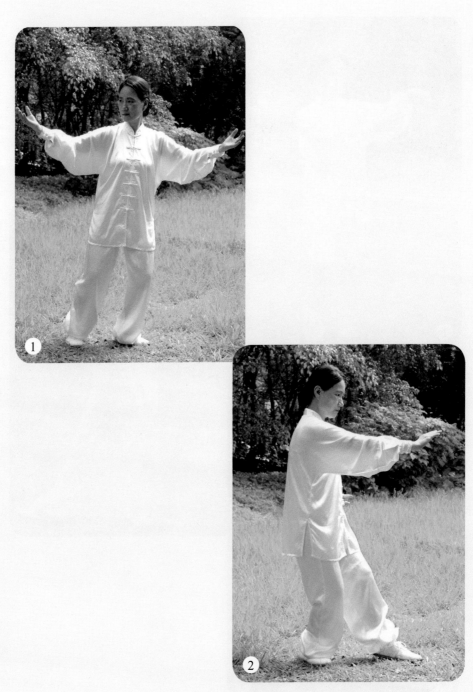

图 1-13　高探马

第十三式：右蹬脚（见图1-14）

手上步，分手弓腿，收脚合抱，蹬脚分手。

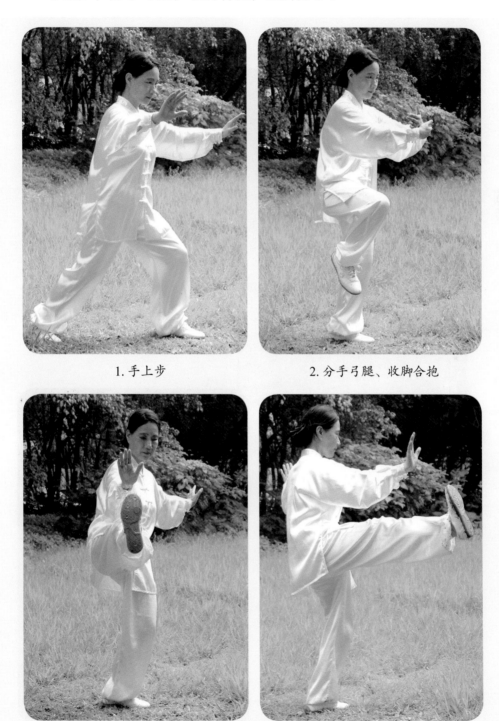

1.手上步　　　　　　　2.分手弓腿、收脚合抱

3.蹬脚分手

图1-14　右蹬脚

第十四式：双峰贯耳（见图 1–15）

膝并手，上步落手，弓步贯拳。

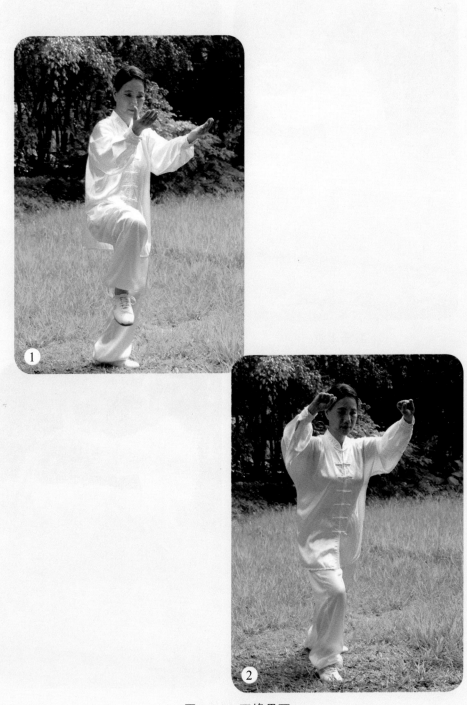

图 1–15　双峰贯耳

第十五式：转手蹬左脚（见图 1–16）

坐扣脚，转体分手，收脚合抱，蹬脚分手。

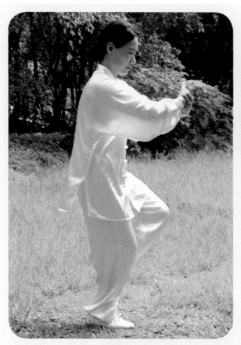

1. 坐扣脚、转体分手

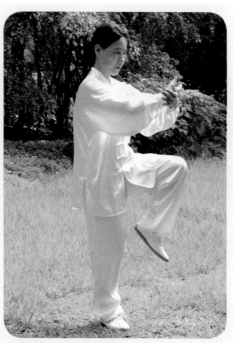

2. 收脚合抱

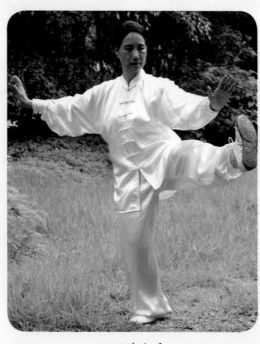

3. 蹬脚分手

图 1–16 转手蹬左脚

第十六式：左下势独立（见图1-17）

脚勾手，屈蹲撤步，仆步穿掌，弓腿起身。

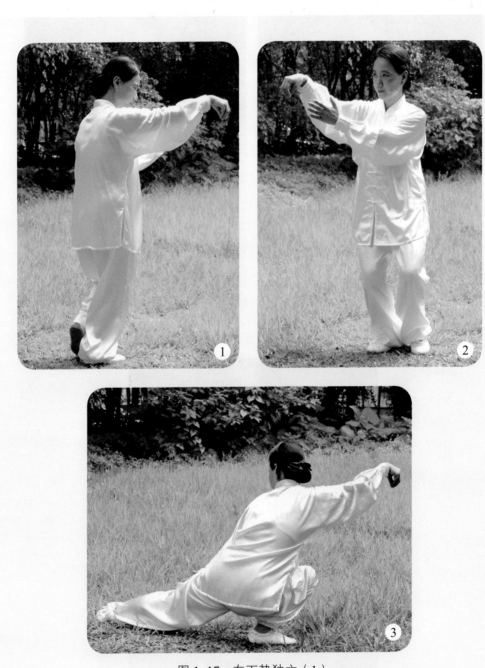

图1-17 左下势独立（1）

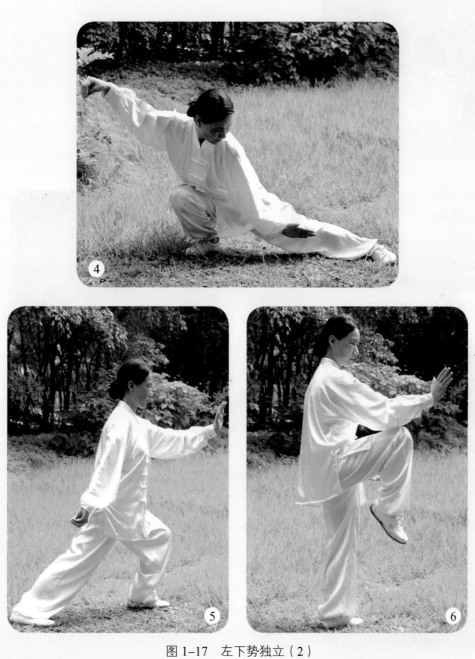

图 1-17 左下势独立（2）

第十七式：右下势独立（见图1-18）

落脚勾手，碾脚转体，屈蹲撤步，仆步穿掌，弓腿起身，独立挑掌。

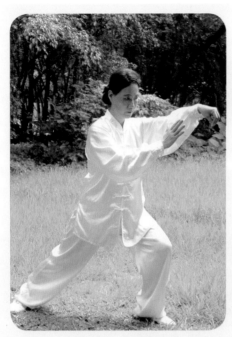

1.落脚勾手、碾脚转体

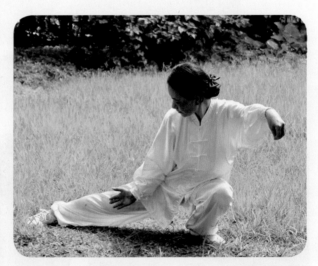

2.屈蹲撤步、仆步穿掌

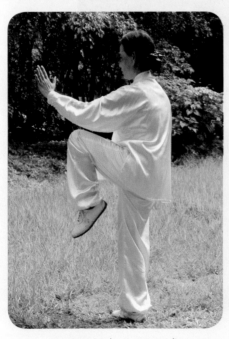

3.弓腿起身、独立挑掌

图1-18　右下势独立

第十八式：左右穿梭（见图 1–19）

落脚抱球，转体上步，弓步架推。

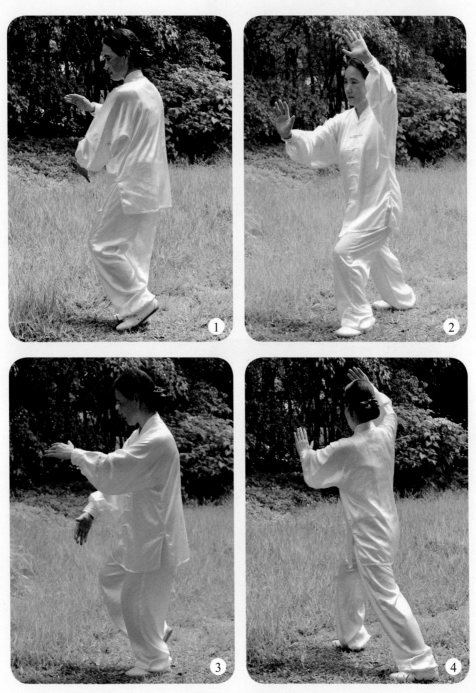

图 1–19　左右穿梭

第十九式：海底针（见图 1–20）

跟步提手，虚步插掌。

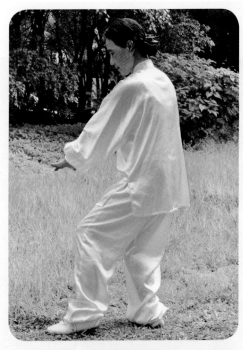

1. 跟步提手

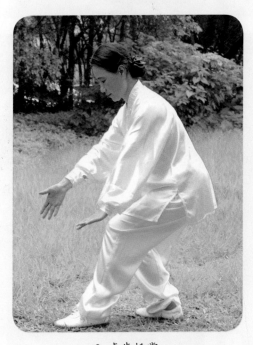

2. 虚步插掌

图 1–20 海底针

第二十式：闪通臂（见图 1-21）

提手提脚，弓步推掌。

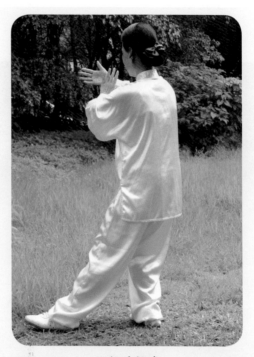

1. 提手提脚

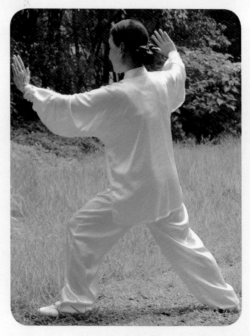

2. 弓步推掌

图 1-21　闪通臂

第二十一式：转身搬拦捶（见图 1-22）

后坐扣脚，坐腿握拳，摆步搬拳，转体收拳，上步拦掌，弓步打拳。

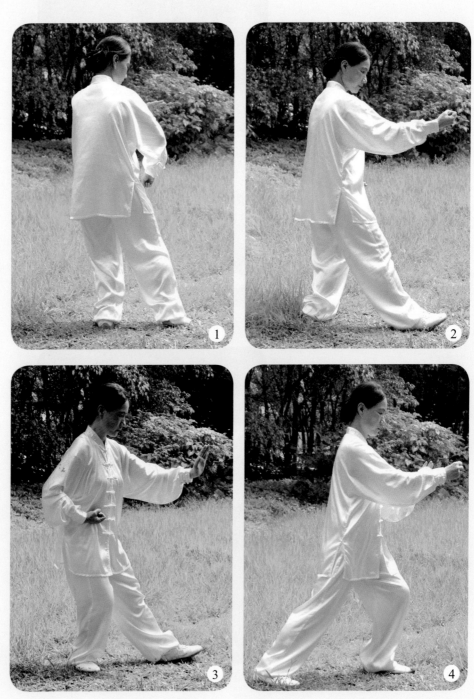

图 1-22　转身搬拦捶

第二十二式：如封似闭（见图 1-23）

穿手翻掌，后坐引手，弓步前按。

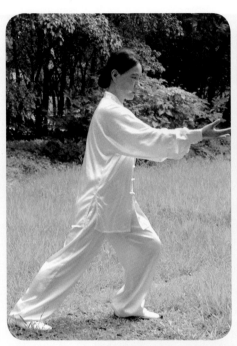 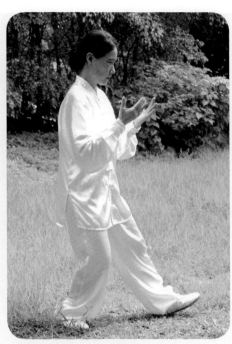

1. 穿手翻掌　　　　　　　　　2. 后坐引手

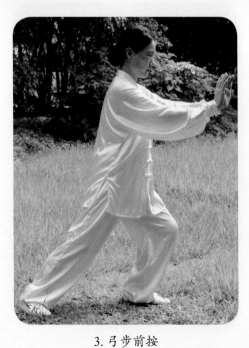

3. 弓步前按

图 1-23　如封似闭

第二十三式：十字手（见图 1-24）

后坐扣脚，弓步分手，交叉搭手，收脚合抱。

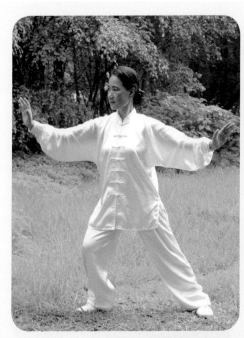 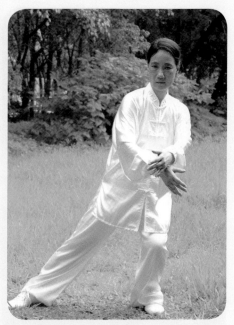

1. 后坐扣脚、弓步分手　　　　　　2. 交叉搭手

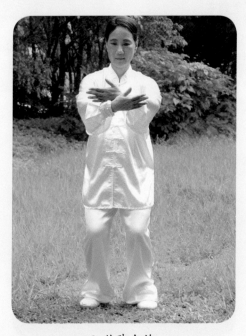

3. 收脚合抱

图 1-24　十字手

第二十四式：收势（见图 1–25）

翻掌分手，垂臂落手，并步还原。

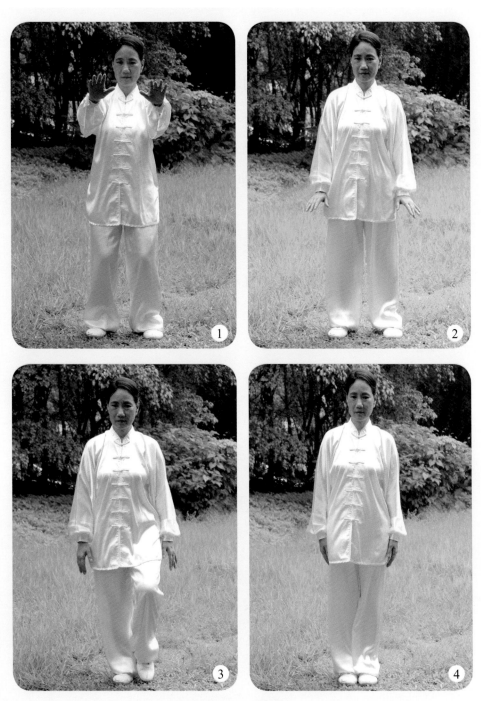

图 1–25　收势

四、注意事项

1. 场地要求：习练环境以安静、空气流通性较好、光线明暗适中的地方为宜，最好有树、有土、有阳光。

2. 时间及频次：每天宜习练 7 至 8 遍，如时间不允许，至少应早、晚各 1 遍；每天习练时间应在 30 至 120 分钟，有时即使只习练了 10 分钟，只要长期坚持，也会有好的效果。

3. 不适用人群

（1）剧烈运动后，心情未平静时不宜习练。

（2）酗酒、饱食后均不宜习练。

（3）女性生理期、孕期，或身体、心情状态不好时，不宜习练。

（4）腰、膝疾病患者应咨询专科医生。

主要参考资料

［1］汤庆章.反道而行——李雅轩传杨式太极拳奥义详解.重庆出版集团重庆出版社，2015.

［2］常学辉.《黄帝内经》四季养生全书.天津出版传媒集团天津科学技术出版社，2015.

［3］周庆海.养生太极拳 太极剑 太极扇.化学工业出版社，2016.

✿ 经典运气八段锦

一、简介

本功法采用腹式呼吸，鼻吸气，口呼气，呼吸宜匀细深长，整套动作柔和连绵，滑利流畅，动静相间，气机流畅，骨正筋柔，自然打通经络和调动脏腑机能[1]。通过八段锦锻炼可改善不良心理状态，疏通经络气血，具有保精、养气和存神的作用。经典运气八段锦要求练功时神与形合、气寓其中、动作柔和、刚柔并济，尤其强调在松静自然状态中徐缓舒展肢体、吐故纳新和意念集中的协调动作[2]。因此，八段锦的锻炼方式是身心一体式的运动，并特别突出对情志的调摄[3]。良好的情志应该是恬淡宁静、祥和愉悦，也是人体保持健康身心的良好基础。峨眉气功，运气调真元，以呼吸吐纳为主要手段，调意念，与舒缓圆活的动作，匀细柔长的吐气发声相结合[4]。

二、养生功效

1. **养肺**：基本动作上看是四肢和躯干的伸展运动，加强四肢和躯干的伸展活动却可影响胸腹腔血流的再分配，有利于肺部的扩张，使呼吸加深，吸入更多的氧气，对消除疲劳有一定的作用。

2. **养胃**：动作的上下用力对拉，使两侧内脏器官和肌肉进一步受到牵引，特别是使肝、胆、脾、胃受到牵拉，使胃肠蠕动和消化功能得到增强，久练有助于防治胃肠病。

3. **护腰**：按中医理论，肾为"先天之本""藏精之脏"，可见其重要性。八段锦可使腰肌伸展而受到锻炼，使腰部各组织、各器官，特别是肾脏、肾上腺等功能得到增强，既有助于防治常见的腰肌劳损等病症，又能增强全身机能。

4. **强身健体**：肢体躯干的屈伸俯仰和内部气机的升降开阖，使全身筋脉得以牵拉舒展，经络得以畅通，从而实现"骨正筋柔，气血以流"。有助于刺激机体的阴阳协调能力，促使经气流通，关节滑利，活血化瘀，强筋壮骨。

5. **增强血液循环**：头部运动能促进头部血液循环，加大眼球活动范围，增强眼肌和颈部肌肉，而且对消除大脑和中枢神经系统的疲劳和一些生理功能障碍等也有促进作用。保持颈部肌肉正常的运动功能，可以改善高血压和动脉硬化患者的平衡功能，减少眩晕感觉。

三、动作要领

预备动作：峨眉气功（见图 2-1）

1. 全身放松，两脚并步站立，两臂垂于体侧，目视前方。

2. 左脚向左开步，与肩同宽。两臂内旋向两侧摆起，与髋同高，掌心向上。

3. 此时两臂外旋，向前合抱于胸前，掌心下翻，两掌指尖距约 10 厘米，缓慢放下垂于体侧。

4. 同"2"式。

5. 此时两臂外旋，食指伸直，其余四指向掌心稍弯曲，缓慢往外推出，直到两臂伸直即可。

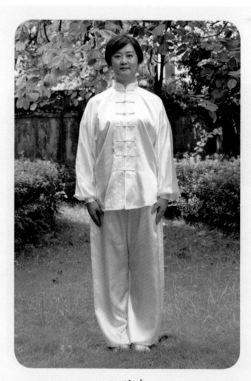

1. 站姿

图 2-1 预备动作：峨眉气功（1）

6. 此时两臂内收，向前合抱于胸前，掌心向内，缓慢放下垂于体侧。

7. 两侧手臂缓慢举起，手心朝上，仰头向上看，再缓慢放于胸前，从而向下垂于体侧。

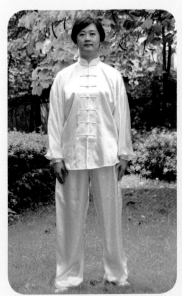

2. 迈开腿与肩同宽

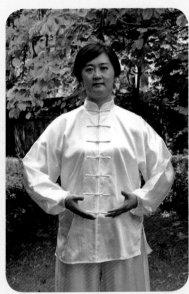

2.1 两臂抱于前

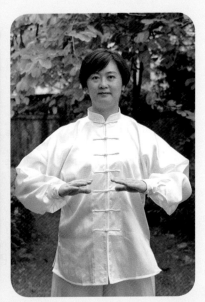

3. 缓慢放下

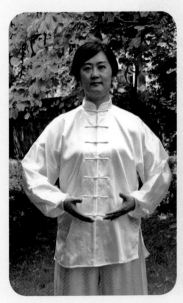

4. 两臂抱于前

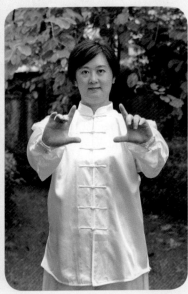

5. 食指伸直，前推

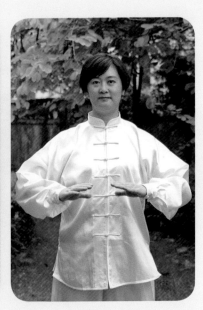

6. 缓慢放下

图 2-1　预备动作：峨眉气功（2）

　　如此以上动作共做 1 遍，配合呼吸，手由下向上举时慢慢吸气，手放下时吐气要细要长。伸开的手移近身体时吸气，手向外伸出时吐气。身体伸展时吸气，弯曲时吐气。呼吸自然，深长匀细。

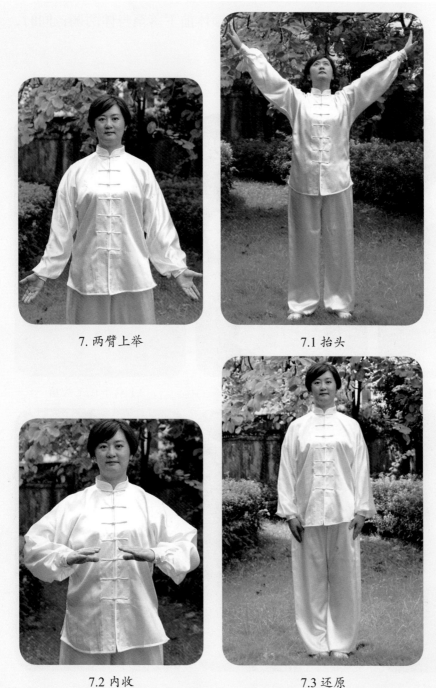

7. 两臂上举　　　　　　　　　　7.1 抬头

7.2 内收　　　　　　　　　　　7.3 还原

图 2-1　预备动作：峨眉气功（3）

第一式：两手托天理三焦（见图 2-2）

1.接上式，两手如捧物，手指相对。

2.由腹前提至胸前，翻掌心向上；然后两小臂内旋，双手上托至头上，充分展臂如托天状，同时提起脚跟，吸气。

3.两臂外旋转掌心向身体、顺体前下落至身体两侧；同时，脚跟落地，呼气。

如此重复动作 6 遍，配合呼吸。

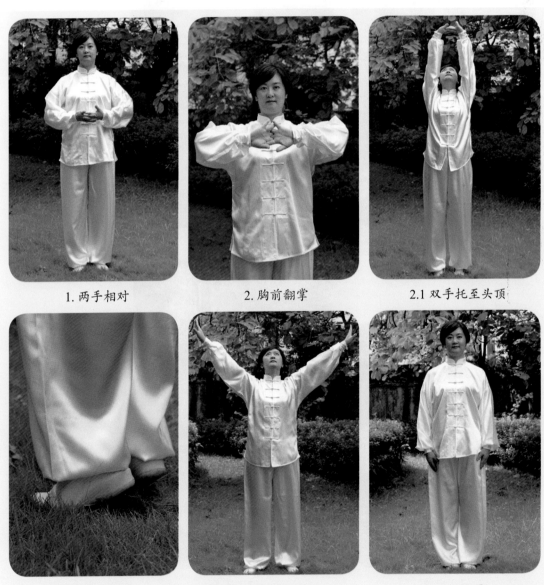

1.两手相对　　　　2.胸前翻掌　　　　2.1 双手托至头顶

2.2 同时提起脚跟　　　3.两臂下落　　　　3.1 还原

图 2-2　两手托天理三焦

第二式：左右开弓似射雕（见图 2-3）

1. 接上式，左脚向左迈出一步成马步。两小臂胸前交叉，左臂在里，右臂在外，两手变拳左手食指上翘起，拇指与食指成八字撑开。

2. 左臂向左侧推出并伸直，眼看左手指；同时，右手向右侧平拉，如拉弓射箭状。

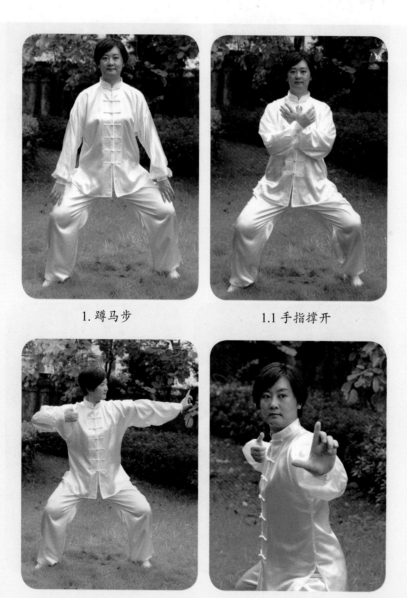

1. 蹲马步   1.1 手指撑开

2. 向左推出   2.1 眼看左手指

图 2-3　左右开弓似射雕（1）

3.两拳变掌经体侧划弧收回，右臂向右侧推出并伸直，眼看右手指；同时，左手向左侧平拉，如拉弓射箭状。

4.两拳变掌经体侧划弧收回，同时收回左脚，恢复自然站姿。

如此以上动作共做6遍，配合呼吸，拉弓展胸时吸气，还原起立时呼气。

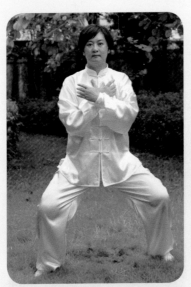

3.两拳收回

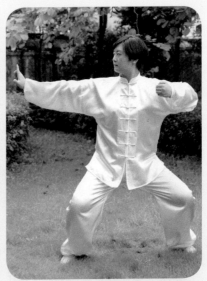

3.1 向右推出

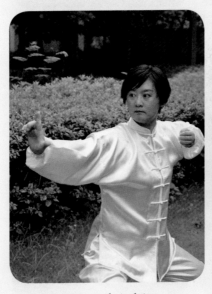

3.2 眼看右手指

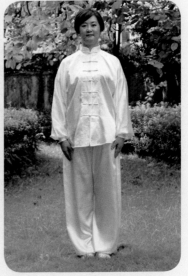

4.收回，恢复站姿

图2-3　左右开弓似射雕（2）

第三式：调理脾胃须单举（见图 2-4）

1.接上式，双手经腹前捧至胸前，左手翻掌上举成单臂托天状（掌心向上），右手翻掌下按于右胯旁（掌心向下），抬头向上看。

2.左手臂外旋，转左掌心向后顺体下落，右手沿体前上穿，两手臂经胸前交会，右手臂上举成托天状，左手顺体下按停于左胯旁（动作要求同上）。

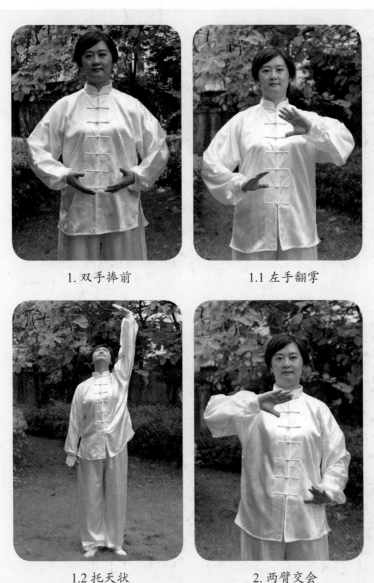

1.双手捧前   1.1 左手翻掌

1.2 托天状   2.两臂交会

图 2-4　调理脾胃须单举（1）

3. 右手臂外旋，转右掌心向后顺体下落，左手沿体前上穿，两手臂经胸前交会，向前合抱于胸前，掌心由上向下，缓慢放下垂于体侧。

如此以上动作共 6 遍。配合呼吸，手臂由胸前上举时吸气，上举手臂下落至胸前时呼气。

结束时，两手由胸前交叉同时下落至体侧，还原为自然站立式。

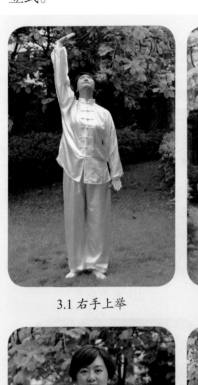
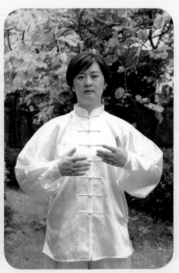

3.1 右手上举　　　　　　　3.2 两臂交会

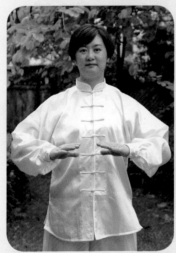
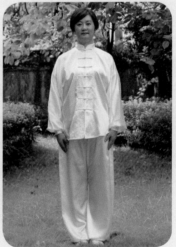

3.3 手心向下　　　　　　　3.4 垂于体侧

图 2-4　调理脾胃须单举（2）

第四式：五劳七伤往后瞧（见图 2-5）

1. 接上式，全身放松，两脚并步站立，双手放于背后，旋肩放松，下颌微收，向后转动时上体正中，头慢慢向左后转动，转至最大限度，同时斜看后下方 45 度尽量向左后看，保持两秒抻拉，同时吸气。

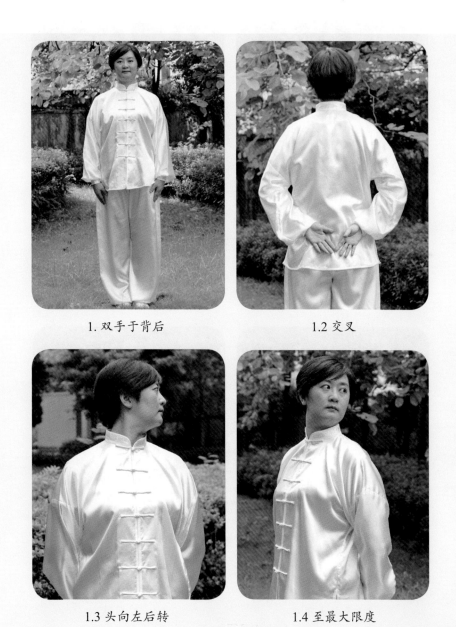

1. 双手于背后　　　　　　　　1.2 交叉

1.3 头向左后转　　　　　　　　1.4 至最大限度

图 2-5　五劳七伤往后瞧（1）

2.转头还原，同时呼气。

3.同"1"式，惟左右相反。

4.转头还原，两臂垂于体侧，同时呼气。

如此以上动作共做6遍，配合呼吸。

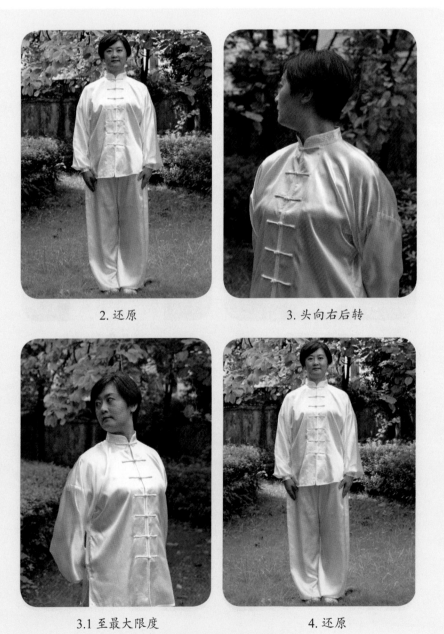

2.还原　　　　　　　　　　3.头向右后转

3.1至最大限度　　　　　　　4.还原

图2-5　五劳七伤往后瞧（2）

第五式：摇头摆尾去心火（见图 2-6）

1.接上式，马步下蹲臀收敛，双手反掌扶于膝上。

2.上体及头前俯深屈，随即向左后方尽量作弧形摇转，身体自然带动臀部右摆，左腿及右臂适当伸展，以辅助摇摆，同时呼气。

3.上体转正复原，同时吸气。

4.同"2"式，惟左右相反。

5.同"3"式，复原站立位。

如此以上动作共做 6 遍，配合呼吸。

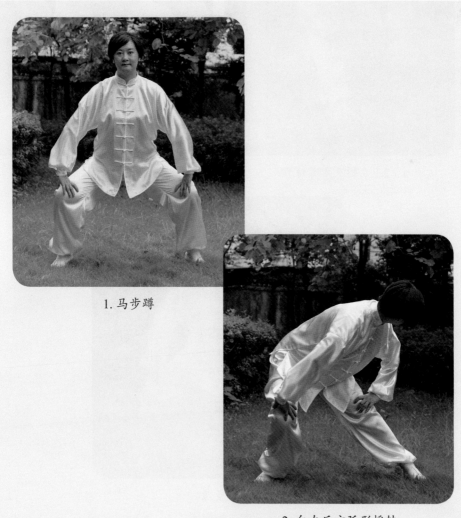

1.马步蹲

2.向左后方弧形摇转

图 2-6　摇头摆尾去心火（1）

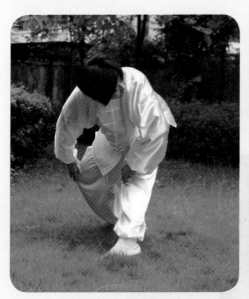

2.1 左腿及右臂伸直

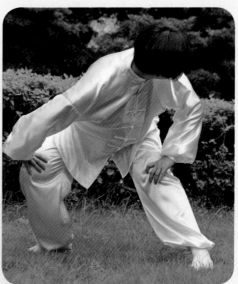

2.2 抬头向后方看

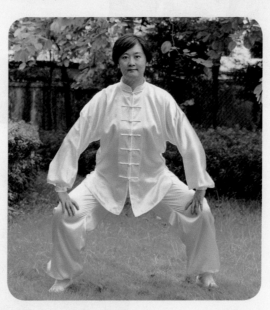

3. 复原

图 2-6　摇头摆尾去心火（2）

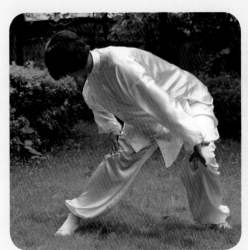

4. 向右后方弧形摇转

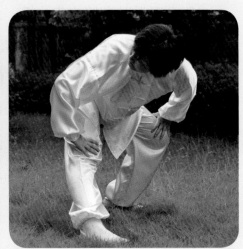

4.2 右腿及左臂伸直

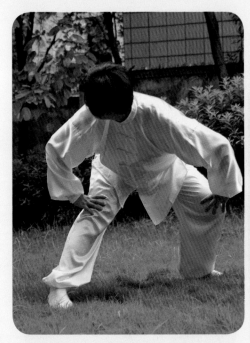

4.3 抬头向左方看

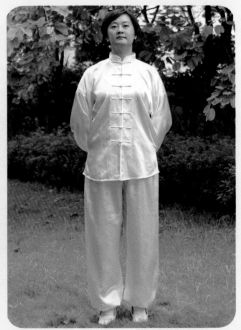

5. 复原

图 2-6　摇头摆尾去心火（3）

第六式：两手攀足固肾腰（见图2-7）

1.接上式，双手夹住背脊两侧，上体慢慢后仰。同时继续吸气。

2.上体缓缓向前深屈，直膝垂臂，双手经腋下尽量旋腕，俯身摩运时脊柱节节放松，至足背时要充分沉肩，两手攀握足尖（如做不到，可改为手触足踝），头略抬高，同时呼气。

3.起身时两掌贴地面前伸拉长腰脊，手臂主动上举带动上体立起。

4.此时两臂内收，向前合抱于胸前，掌心向内，缓慢放下垂于体侧，还原成预备式，同时呼气。

如此以上动作共做6遍。如果呼吸配合有困难，可以先采用自然呼吸的方法进行练习，然后逐步过渡到本式的要求。

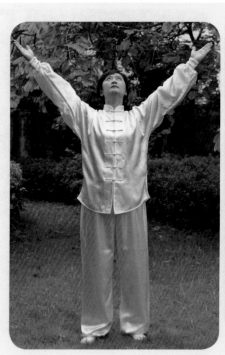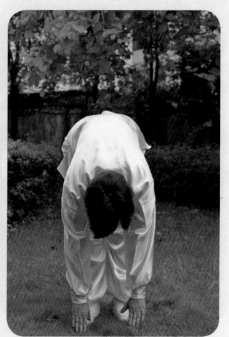

| 1.上体后仰 | 2.向前深屈 |

图2-7　两手攀足固肾腰（1）

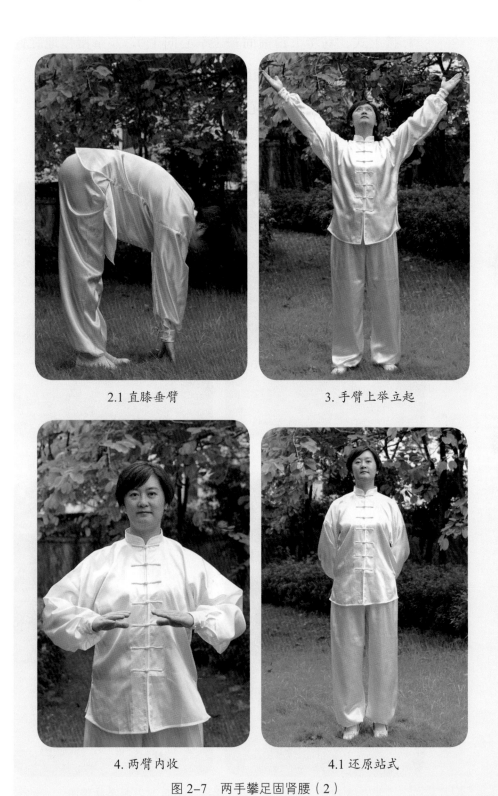

2.1 直膝垂臂   3. 手臂上举立起

4. 两臂内收   4.1 还原站式

图 2-7　两手攀足固肾腰（2）

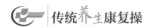
第七式：攒拳怒目增气力（见图2-8）

1.接上式，马步下蹲握固拳（拳心向上），左拳慢慢地旋臂前冲拳（拳心向下），同时瞪眼目视前方，呼气。

2.旋臂握拳收腰间（拳心向上），同时吸气。

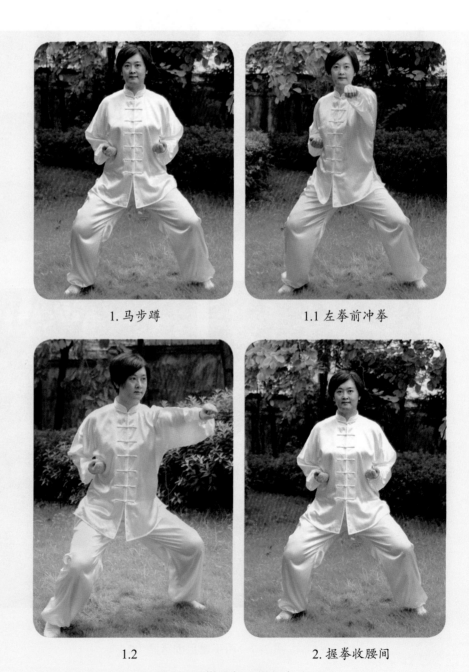

1.马步蹲	1.1 左拳前冲拳
1.2	2.握拳收腰间

图2-8　攒拳怒目增气力（1）

3.左拳慢慢地旋臂前冲拳（拳心向下），同时瞪眼目视前方，呼气。

4.同"2"式。

5.左拳慢慢地旋臂左冲拳（拳心向下），同时瞪眼目视左前方，呼气。

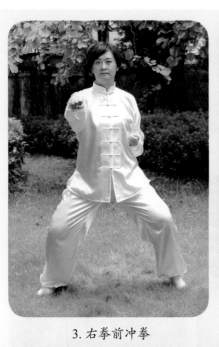

3.右拳前冲拳

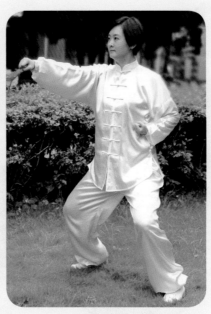

3.1

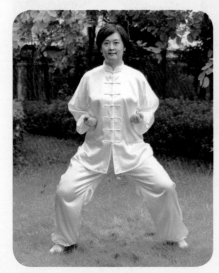

4.握拳收腰间

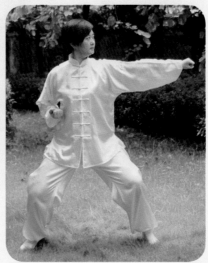

5.左拳左冲拳

图 2-8　攒拳怒目增气力（2）

6.同"2"式。

7.右拳慢慢地旋臂右冲拳（拳心向下），同时瞪眼目视右前方，呼气。

8.同"2"式，而后恢复立正姿势。

如此反复以上动作6遍，配合呼吸。

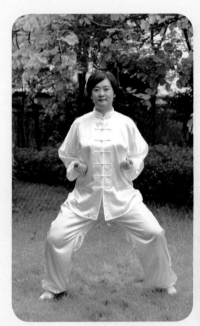

6.握拳收腰间

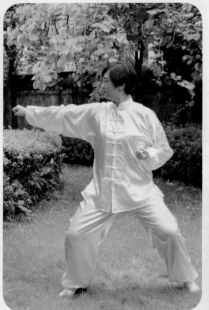

7.右拳右冲拳

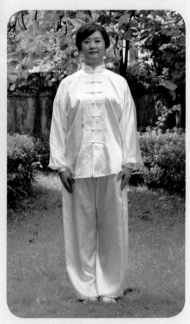

8.恢复正姿

图 2-8 攒拳怒目增气力（3）

第八式：背后七颠百病消（见图 2-9）

1. 接上式，两脚提踵，头向上顶，脚跟抬起稍停顿，同时吸气。

2. 两脚跟下落震地还原，同时呼气。

如此重复以上动作 6 遍，配合呼吸。

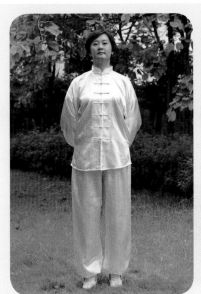
1. 双手放于背后

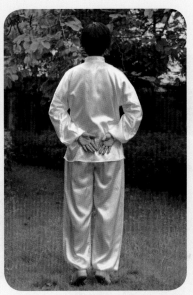
1.1 两脚提踵

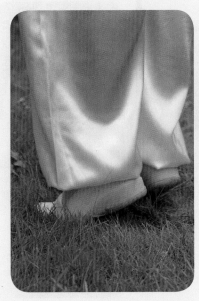
1. 抬起稍停顿

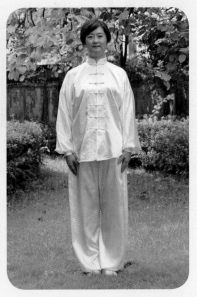
2. 两脚下落还原

图 2-9　背后七颠百病消

收势动作（见图 2-10）

接上式，两侧手臂缓慢举起，手心朝上，仰头向上看，再缓慢放于胸前，从而向下垂于体侧。

如此以上动作共做 1 遍，配合呼吸，手由下向上举时慢慢吸气，手放下时吐气要细要长，呼吸自然，深长匀细。

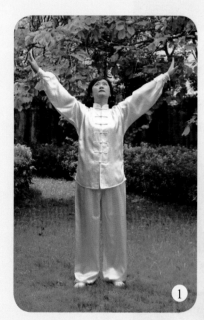

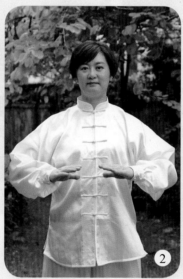

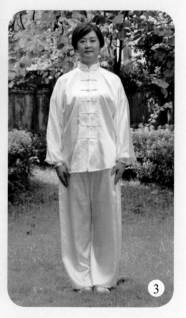

图 2-10　收势动作

四、注意事项

1. 时间及频次：建议每天进行锻炼 1 至 2 次，每个动作 4 至 8 次。站式八段锦练完后，要意守丹田片刻，行自然呼吸十数次，方可收功。

2. 力度：对于初学者来说有一定的学习难度和运动强度。因此，在初学阶段，习练者首先要克服由于练功而给身体带来的不适，如肌肉关节酸痛、动作僵硬、紧张、手脚配合不协调、顾此失彼等。只有经过一段时间和数量的习练，才会做到姿势逐渐工整，方法逐步准确，动作的连贯性与控制能力得到提高，对动作要领的体会不断加深，对动作细节更加注意。练习中如果出现心慌、气短、头晕、抖动等不舒服现象，应马上中止练习，进行调理，避免出现偏差。

3. 特殊人群：高血压和动脉硬化患者，头部不宜垂得太低。

主要参考资料

［1］吴正耀.中国传统体育养生的哲学基础及其独特的风格［J］.体育科学研究，2001，5（1）：19-22.

［2］施仁潮.中华气功导引养生宝典［M］.上海：上海科学技术文献出版社，1998.

［3］马凤阁，卓大宏.中国古代健身法八段锦［M］.北京：人民体育出版社，1957.

［4］李高中.峨眉真功夫［M］.成都：四川科学技术出版，1985.

🔅 经络激发养生操

一、简介

经络激发养生操又称"312"经络养生操[1]。该养生操由祝总骧教授所创，他曾用生物及物理学方法证实了人体经络的客观存在[2]，以及它对人体的医疗保健作用。根据中医学经络理论和长期积累起来的中医实践及气功、武术等经验，提出并向社会推荐这一人人可行、行之有效、自我防病治病的经络锻炼方法。"312"经络锻炼法，是将三种医疗健身方法，即推拿按摩、腹式呼吸和体育锻炼相结合，而发明出的一种简单有效的经络锻炼法。

"312"的含义：

"3"是3个穴位的按摩，合谷、内关、足三里这三个穴位每天都要按摩，这就叫3。

"1"是一个腹式呼吸，通过传统的、科学的健身方法，使你健康长寿。

"2"是以两条腿为主的体育锻炼。

二、养生功效

1. 能激发人体潜能，调整脏腑功能。

2. 促进气血运行，提高机体免疫力。

3. 通过身心修炼以强身健体，防病及治病。

4. 按摩合谷穴对脑中风有特殊的治疗作用。

5. 按摩内关穴的时候，能够使心包经活跃起来，对于心脏病、冠心病有特殊的治疗效果。心包经到心脏以前要经过肺脏，所以对于哮喘、咳嗽、气管炎、肺炎、肺结核等都有治疗效果，对于普通人可有效预防心肌梗死的发生。

6. 足三里穴在胃经上，胃经从头部开始，经过脸部、颈部、胸部、腹部、大腿，一直到第二个脚趾，纵贯全身，治疗的病很广，所以足三里被人们称为长寿保健的穴位。

7. 腹式呼吸带动腹部肌肉运动，可有效按摩 9 条经络，对高血压、失眠、糖尿病有特殊的防治作用，且有助于增强人的精力。

三、动作要领

第一式：按压合谷穴（见图 3-1）

定位取穴：左手四指并拢，虎口撑开，然后竖起大拇指，在拇指中间有一条指横纹，把指横纹放在右手的虎口处，这时大拇指向前弯曲，指尖所指的穴位就是合谷穴。

锻炼要点：拇指屈曲垂直，做一紧一松的按压，按压的力量要强，应有酸麻胀的感觉。

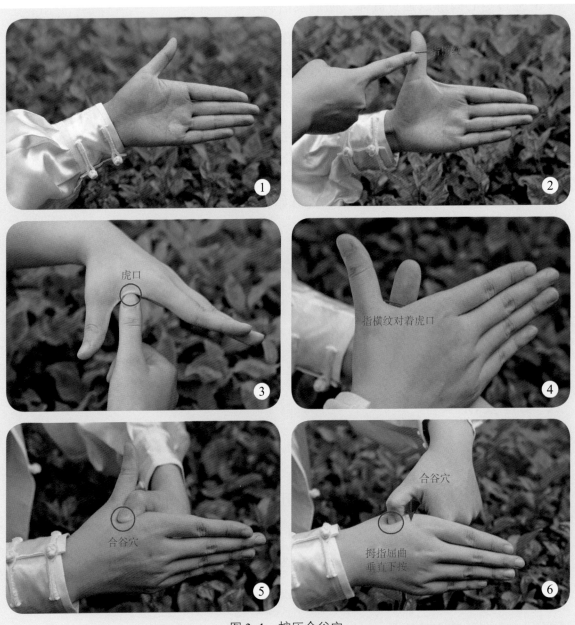

图3-1　按压合谷穴

第二式：按压内关穴（见图 3-2）

定位取穴：在紧挨着手的横纹处放上右手的食指、中指、无名指，在手臂的两条筋中间食指按下去的地方就是我们所要找的内关。

锻炼要点：拇指垂直按在穴位上，指甲要和两筋平行，用指尖有节奏地按压，配合一些揉的动作，要有酸麻胀的感觉。

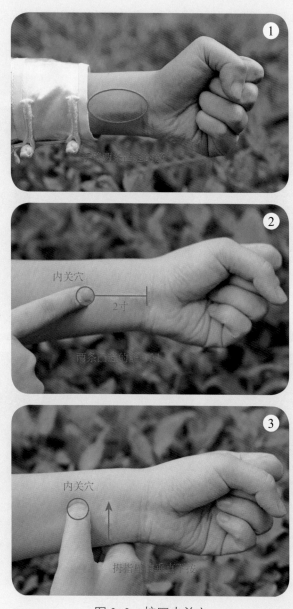

图 3-2　按压内关穴

第三式：按压足三里穴（见图 3-3）

定位取穴：首先找到小腿上的髌骨，在髌骨的下缘，有一个凹陷，这种凹陷叫作犊鼻穴，将左手的四个手指头放在犊鼻穴的下边，另外把右手的食指放在左腿胫骨外侧缘，这时候，食指和小指交叉的那个点，就是足三里穴。

锻炼要点：拇指垂直下按，增加揉的动作，力度要大，不仅有酸麻胀的感觉，最好还有一些窜的感觉。

以上三个穴位共按 5 分钟，每两秒钟按一次，早晚各一次。

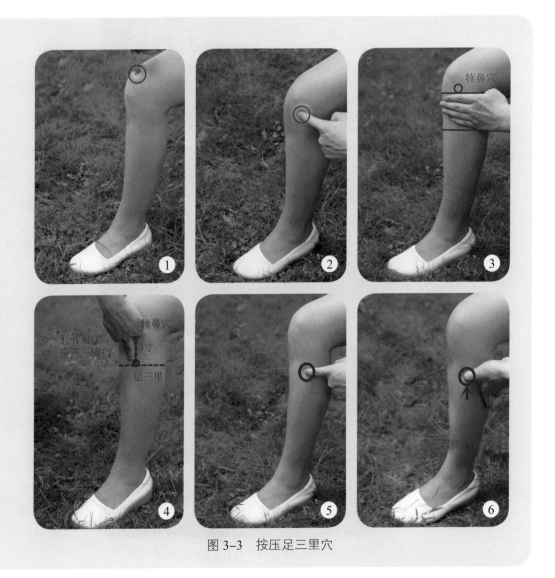

图 3-3　按压足三里穴

第四式：腹式呼吸（见图 3-4）

就是站立或者静坐着做的呼吸练习，用鼻吸气的时候要鼓腹部，用口呼气时腹部凹下，保持胸部不动，让呼吸的频率尽量放慢，这个方法可以促进各个脏器的气血流动。

锻炼要点：全身放松，意守丹田，不仅肌肉放松，思想也要放松，呼吸时胸部不动。每分钟呼吸 4 ～ 6 次，每次 5 分钟，早晚各一次。

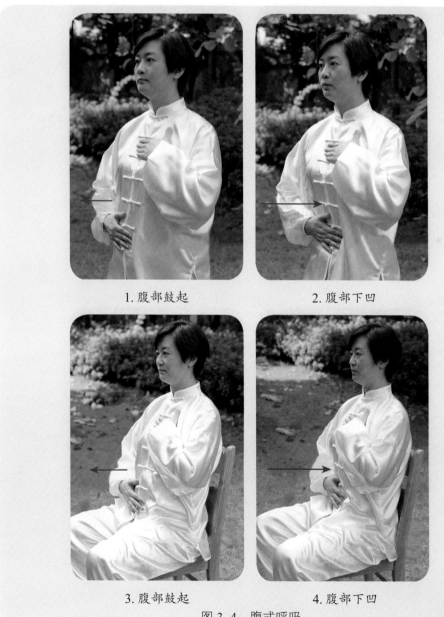

1. 腹部鼓起　　　　　　　2. 腹部下凹

3. 腹部鼓起　　　　　　　4. 腹部下凹

图 3-4　腹式呼吸

第五式：两腿运动（见图3-5）

双手平举做下蹲运动，也可以是慢跑、散步等运动。

锻炼要点：每次运动时间不宜过长，建议每天5～10分钟即可，每天一次。呼吸方法：一边下蹲，一边吸气；一边站起来，一边呼气。

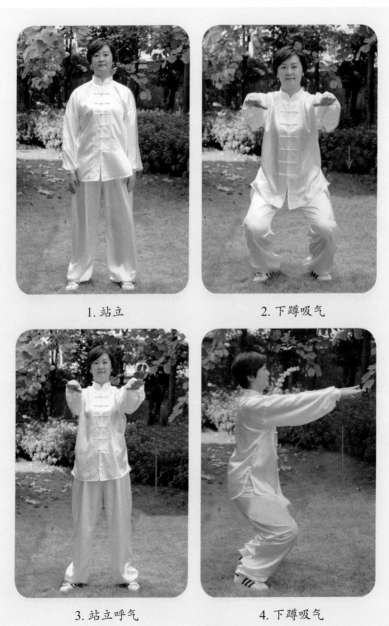

1. 站立　　　　　　　　　　　2. 下蹲吸气

3. 站立呼气　　　　　　　　　4. 下蹲吸气

图3-5　两腿运动

四、注意事项

1. 时间： 饭前饭后半小时不宜刺激穴位及任何运动。

2. 力度： 对于初学者来说有一定运动强度。因此，习练者在初学阶段，首先要克服由于练功而给身体带来的不适，如肌肉酸痛、下蹲坚持时间过短。只有经过一段时间和数量的习练，才会做到姿势逐渐工整，方法逐步准确，动作的连贯性与控制能力得到提高。练习中如果出现心慌、头晕等不舒服现象，应马上中止练习，避免出现偏差。

3. 特殊人群： 孕妇一般不要按摩合谷穴，体质较差的人不宜给予较强刺激。

主要参考资料

［1］祝总骧.著名经络专家的新奉献——三一二经络锻炼法［J］.中国气功科学，2000，（2）：26-27.

［2］詹有为.经络论探源［J］.国外医学（中医中药分册），2001，23（6）：362-364.

✿ 眼保健操

一、简介

眼禀先天之精所成，受后天之精所养，与脏腑经络的内在联系非常密切。《素问·金匮真言论》论述五脏应四时云"肝开窍于目，藏精于肝"，《灵枢·大惑论》云"五脏六腑之精气，皆上注于目而为之精"，眼睛与人体脏腑经络的联系极为密切，在人体经络系统中，有8条经脉集中于眼部，3条起始于眼的周围，故通过眼部穴位按摩，可激活眼周围的组织细胞，加强整体组织的新陈代谢，打通相关经络，改善和增进眼部血液循环，消除和调节眼部紧张，恢复人体的生理机能，可预防眼部的多种疾患，对于已患的眼病，可起到缓解和预防保健的作用。

二、养生功效

1. 按揉攒竹穴：攒，聚集也。竹，山林之竹也。攒竹，有疏肝、缓解眼睛疲劳的功效。治疗头痛，流泪，口眼歪斜，目赤肿痛，眉棱骨痛，眼睑下垂，舒解迎风流泪、眼睛充血、眼睛疲劳、假性近视等眼部常见疾病。

2. 按压睛明穴：睛明意指眼睛接受膀胱经的气血而变得明亮清澈，睛明穴有泄热明目、降温除浊、明目疏风、祛风通络的作用，主治目痛、视不明、迎风流泪、胬肉攀睛、白翳眦痒、雀目诸疾。

3. 按揉四白穴："目痛口僻，戾目不明，四白主之"，通过刺激四白穴可以疏通阳明经气血，使气血聚集于眼部，濡养眼部组织。可预防黑眼圈、近视、老花眼等，主治目眩、目赤、目痒生翳等。

4. 按揉太阳穴　刮上眼眶：头部是全身阳经聚集的地方，太阳穴为"经外奇穴"，按揉太阳穴，能疏通脑部经络，使大脑发生反馈反应，解除疲劳，醒脑明目，防治头晕眼花，加上刮眼眶，也起到清脑、健脑、明目、疏风解表等作用。

5. 按揉风池穴：《灵枢·热病》云"风为阳邪，其性轻扬，头顶之上，惟风可到"，胆经气血在此吸热后化为阳热风气，乃风邪蓄积之所，故名风池。具有祛风解表、醒脑开窍、止晕止痛等功效，主治头痛、眩晕、目赤肿痛，缓解视疲劳、鼻渊、耳聋、颈项强痛、感冒、癫痫、中风等疾病。

6. 揉捏耳垂　脚趾抓地：肾开窍于耳，耳垂部位为眼区，肾藏先天之精，可化生先天之气，即元气。所以按摩耳垂可以补肾、清肝胆之火、加强元气、激发和推动全身脏腑功能。人之有脚，犹如树之有根，可见脚是人体状况的阴晴表，能够很准确地反映人的健康状况。通过足部的刺激，可以滋阴降火，安神明目，调补肝肾，缓解肩膀酸痛，改善视觉疲劳，保持精力充沛。可防治头痛、心脑血管病、高血压、肾炎等疾病。

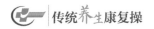
三、动作要领

预备动作（见图 4-1）

全身放松，可自然站立或端坐于凳子或床沿上，双目微闭，呼吸自然，收敛心神，待全身感觉松弛温热后，开始进行眼部保健操。

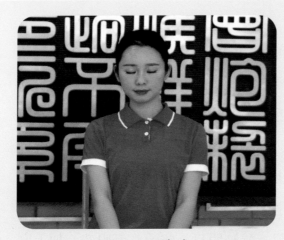

图 4-1　预备式

第一节：按揉攒竹穴（见图 4-2）

用双手大拇指螺纹面分别按在两侧穴位上，其余手指自然放松，指尖抵在前额上。随音乐口令有节奏地按揉穴位，每拍一圈，做四个八拍。

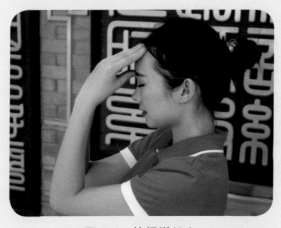

图 4-2　按揉攒竹穴

第二节：按压睛明穴（见图4-3）

用双手食指螺纹面分别按在两侧穴位上，其余手指自然放松、握起，呈空心拳状。随音乐口令有节奏地上下按压穴位，每拍一次，做四个八拍。

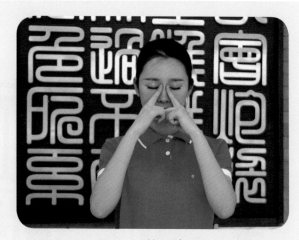

图4-3　按压睛明穴

第三节：按揉四白穴（见图4-4）

用双手食指螺纹面分别按在两侧穴位上，大拇指抵在下颌凹陷处，其余手指自然放松、握起，呈空心拳状。随音乐口令有节奏地按揉穴位，每拍一圈，做四个八拍。

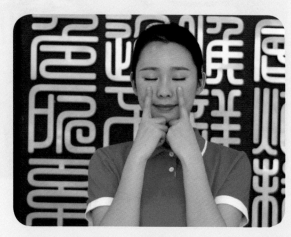

图4-4　按揉四白穴

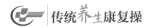
第四节：按揉太阳穴刮上眼眶（见图 4-5）

用双手大拇指的螺纹面分别按在两侧太阳穴上，其余手指自然放松，弯曲。伴随音乐口令，先用大拇指按揉太阳穴，每拍一圈，揉四圈。然后，大拇指不动，用双手食指的第二个关节内侧，稍加用力从眉头刮至眉梢，两个节拍刮一次，连刮两次。如此交替，做四个八拍。

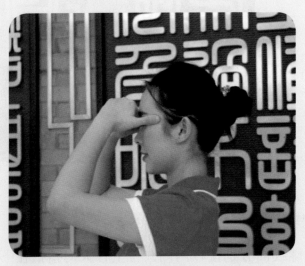

1. 按揉太阳穴

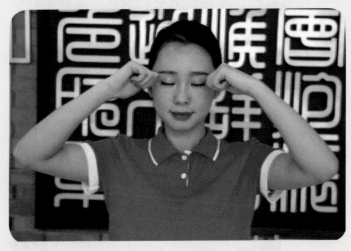

2. 刮上眼眶

图 4-5　按揉太阳穴刮上眼眶

第五节：按揉风池穴（见图 4-6）

用双手食指和中指的螺纹面分别按在两侧穴位上，其余三指自然放松。随音乐口令有节奏地按揉穴位。每拍一圈，做四个八拍。

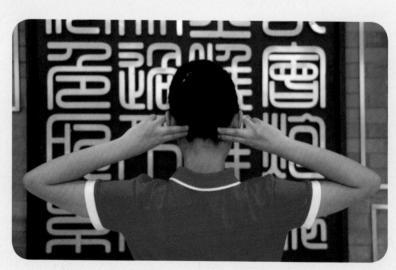

图 4-6　按揉风池穴

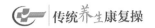
第六节：揉捏耳垂 脚趾抓地（见图4-7）

用双手大拇指和食指的螺纹面捏住耳垂正中的眼穴，其余三指自然并拢弯曲。伴随音乐口令，用大拇指和食指有节奏地揉捏穴位，同时用双脚全部脚趾做抓地运动，每拍一次，做四个八拍。

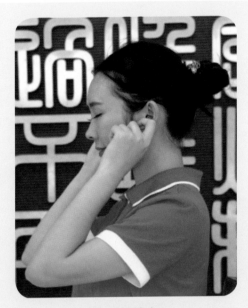

1. 揉捏耳垂

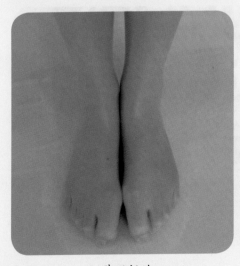

2. 脚趾抓地

图4-7 揉捏耳垂脚趾抓地

四、注意事项

1. 时间及频次：眼保健操必须经常操练，并持之以恒。一般每天可做两次，上下午各一次。

2. 力度：按揉穴位，指尖不能触及穴位，应用手指的螺纹面按揉穴位，速度不宜过快，用力要适当均匀，注意穴位不需移动，按揉面不宜太大，保持力道均衡，做到动作准确。

3. 不适用人群：眼外伤、眼睑红肿者待痊愈后再行此法。眼部术后者暂不行眼部保健按摩法，待眼部伤口愈合后再行此法。

主要参考资料

［1］廖品正.中医眼科学［M］.上海：上海科学技术出版社，1986.

［2］段俊国.中西医结合眼科学［M］.北京：中国中医药出版社，2005.

［3］赵素琴.施图伦联合穴位按摩治疗儿童 VDT 视疲劳的疗效观察［J］.中国中医眼科杂志，2013，23（2）：2-3.

［4］孙庆贺.七叶洋地黄双苷滴眼液与眼部按摩治疗视频终端视疲的效果［J］.国际眼科杂志，2015，15（5）：1-3.

舒筋醒神小憩操（课间操）

一、简介

　　人们长时间连续的学习、工作以后可能会出现精神疲乏、形体倦怠、注意力分散、效率下降等现象。因此，长时间工作学习中适当的放松是有必要的。课间操形式多样，有助于消除紧张学习后所产生的疲劳，使大脑得到休息，提高学习效率。同时，身体各部分得到充分舒展，肌肉放松，缓解形体疲劳，防止不良体姿形成，有利于人体身心健康。

二、养生功效

　　1.头部动作：头颈部前后左右摆动，可促进颈部血液循环，缓解颈部肌肉紧张。

　　2.手部及手臂动作：《养生秘旨·运手诀》中载："手不运，则手肢不遂。每朝将左右手把手前骱绞扭，不计遍数，或在热面水内把手骱绞扭更妙，使老年再不手抖。日日为之，不可间断[1]。"因此牵拉手部，活动手臂，可以放松手腕和掌指关节，促进手臂及手掌血液运行，也可预防手部颤抖。

3. 腰部运动：扭转腰部，进行腰肌锻炼，可以增强腰椎稳定性，防止久坐导致的腰痛。

4. 手脚动作：可缓解或消除久坐所致的腿脚酸软，增强人的协调性及平衡性。

5. 肩部动作：活动肩关节，能使肩部肌肉得以放松，保持肩关节稳定性并增大肩关节活动度。

6. 拉伸动作：缓解肌肉紧张，放松身体，保持身体柔韧度。

7. 扩胸运动：可打开胸廓，是呼吸功能锻炼的重要组成，可锻炼胸肩臂部的肌肉，改善胸背部线条。

8. 膝关节动作：活动膝关节，以保持膝关节的健康，维持它的稳定性和功能性。

9. 拍打动作：缓解身体各处的肌肉紧张，使身体各处肌肉放松，降低疲惫程度，减少乳酸堆积，使人精力旺盛。

10. 踏步：手脚并用既能充分锻炼上臂、大腿肌群，又增强人体心肺功能。

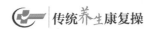
三、动作要领

坐位动作

（坐位）准备动作：坐位，五指并拢，掌心向下，双手放于两侧大腿上，闭目养神，自然呼吸，放松身体。（图 5-1）

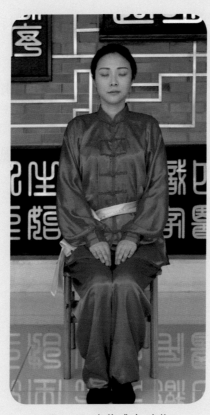

图 5-1　坐位准备动作

第一式：头部动作（图5-2、图5-3）

1. 双手叉腰，向前点头、向后仰头，再向左、向右摆头，各1下，进行拉伸颈部。

2. 自左向右转动头部1圈，再自右向左转动头部1圈，活动头颈部关节。

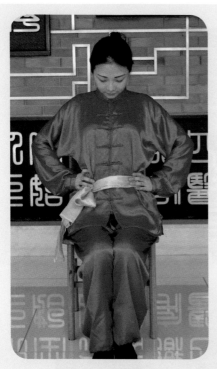

图5-2 头部动作

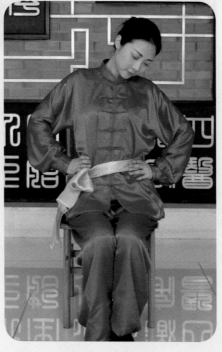

图5-3 头部动作

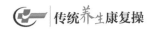

第二式：手部动作（图5-4）

抬起双手，左手平举，指尖向上，掌心朝外，右手握左手掌，向后牵拉4下，然后指尖向下，掌心朝内，向后牵拉4下。左右交替，上述动作共两组。

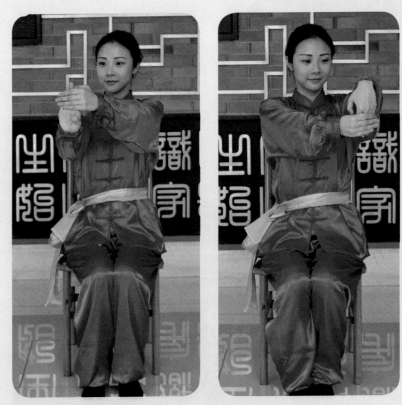

图5-4　手部动作

第三式：手臂动作、扩胸运动（图 5-5、图 5-6）

1. 抬起双臂，平举于胸，双手握拳，然后向前伸展手臂 4 下，再向上伸展手臂 4 下，活动手臂关节。

2. 进行扩胸运动 4 下，打开肩关节。

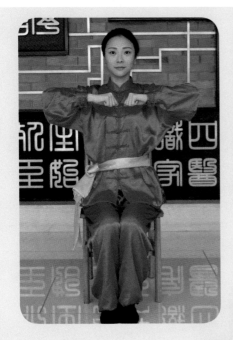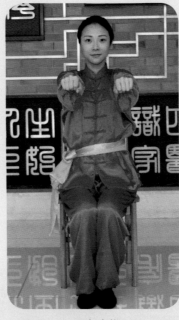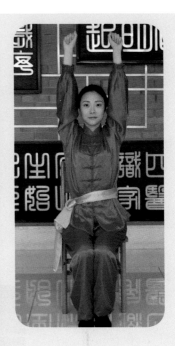

图 5-5　手臂动作

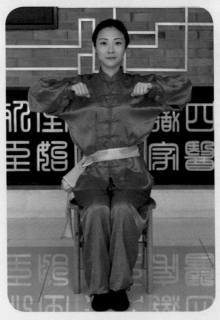

图 5-6　扩胸运动

第四式：腰部动作（图 5-7）

抬起双臂，平举于胸，双手握拳，向左转动腰部 4 下，再向右转动腰部 4 下，活动脊柱。

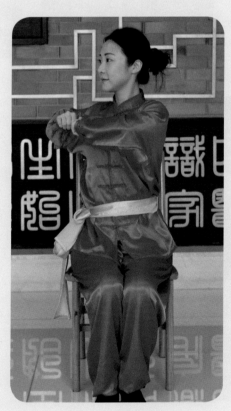

图 5-7　腰部动作

立位动作

（立式）准备动作：直立站好，抬头挺胸，双手自然放于大腿两侧。

第五式：手脚动作（图 5-8、图 5-9）

1. 左脚迈步，左手划 1 小圈，右脚迈步，右手划 1 小圈，活动手脚关节。

2. 双手自下而上，自内而外，向两侧划 1 大圈，活动手部关节。

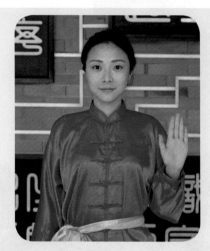

图 5-8　手脚动作

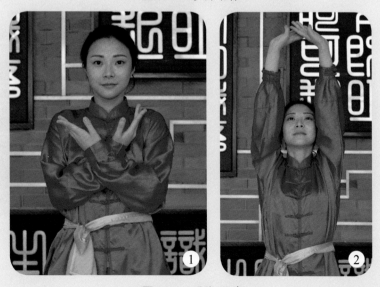

图 5-9　手脚运动

第六式：肩部动作（图5-10）

双手放于肩上，自前向上向后活动肩关节4次，拉伸肩背部。

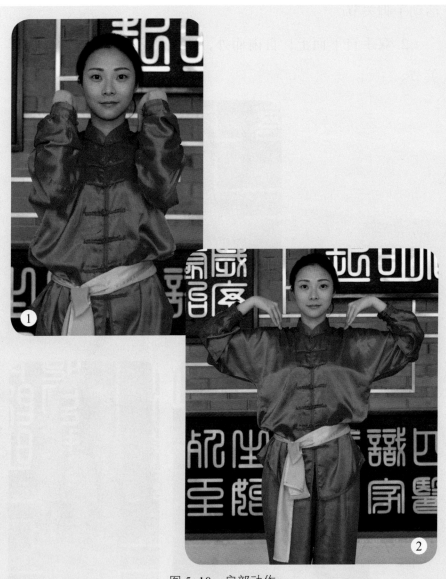

图5-10　肩部动作

第七式：拉伸动作（图 5-11）

1.迈左脚，左手伸直向上，向左拉伸腰部 2 下，活动左侧腰肋部。

2.迈右脚，右手伸直向上，向右拉伸腰部 2 下，活动右侧腰肋部。

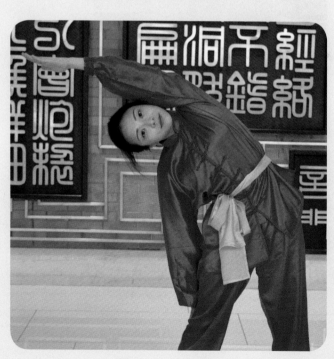

图 5-11 拉伸动作

第八式：膝关节动作（图 5-12）

屈膝，双手放于膝盖，向左转 4 圈，向右转 4 圈，活动膝关节。

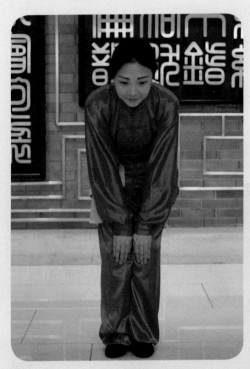

图 5-12　膝关节动作

第九式：拍打动作（图 5-13）

双手自然放于大腿两侧，先拍打两侧大腿 2 下，双手交叉于胸前拍打双肩 2 下，再打开双手拍打双肩 2 下，最后拍打两侧大腿 2 下，反复进行，促进气血运行。

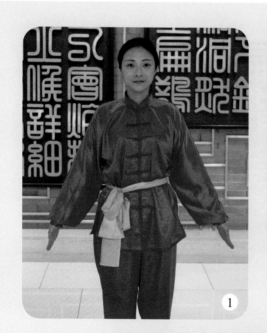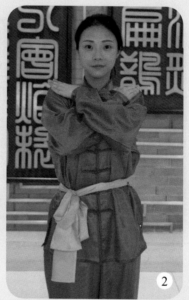

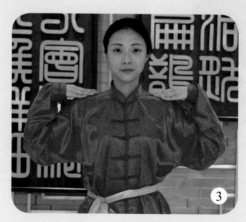

图 5-13　拍打动作

结束动作：踏步（图 5-14）

原地踏步，双手于两侧摆动，放松身体，稍作休息。

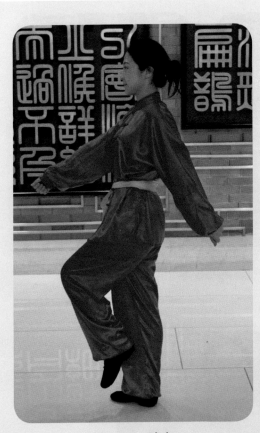

图 5-14　踏步

四、注意事项

1. 频次：每连续学习、工作 45 ～ 60 分钟，应适当放松，进行课间操活动一次。

2. 力度:《养性延命录·导引按摩篇第五》云："夫五禽戏法，任力为之，以汗出为度，有汗以粉涂身，消谷食益，除百病，能存行之者，必得延年[2]。"因此，要避免过度用力，以微微发汗为宜。

3. 适用人群：连续学习、工作超过 45 分钟者，或久坐久立者。

4. 相对禁忌人群：严重心功能障碍；疾病危重、病情不稳定者；严重肢体运动障碍者；因疾病需绝对卧床者。

主要参考资料

［1］清·马齐.养生秘旨·运手诀.北京：中国医药科技出版社.2017.

［2］南北朝·陶弘景，元·丘处机.养性延命录·摄生消息伦.北京：中华书局，2011.

⚅ 醒神武术操

一、简介

醒神武术操内容分两种，第一段为太极拳，第二段为剑术，两段操均为竞技武术。竞技武术指高水平武术竞技，是为了最大限度地发挥个人运动潜能和争取优异成绩而进行的武术训练竞赛活动，它的特点是专业化、职业化、高水平、超负荷、突出竞技性。

二、养生功效

1.提高素质，健体强身：竞技武术套路其动作包含屈伸、回环、平衡、跳跃、翻腾、跌扑等，人体各部位都要参与运动。系统地进行武术训练，对人体速度、力量、灵巧、耐力、柔韧等身体素质要求较高，人体各部位"一动无有不动"，几乎都参加运动，使人的身心都得到全面锻炼。

2.锻炼意志，培养品德：练武对意志品质的考验是多方面的。练习基本功，要不断克服疼痛关，磨练"冬练三九，夏练三伏"，常年有恒、坚持不懈的意志品质。套路练习，要克服枯燥关，培养刻苦耐劳、砥砺精进、永不自满的品质。遇到强手克服消极逃避关，锻炼勇敢无畏、坚韧不屈的战斗意志。经过长期锻炼，可以培养人们勤奋、刻苦、果敢、顽强、虚心好学、勇于进取的良好品质。

3.竞技观赏，丰富生活：竞技武术具有很高的观赏价值，无论是套路表演，还是散手比赛，历来为人们喜闻乐见。

4.交流技艺，增进友谊：竞技武术运动蕴涵丰富，技理相通，入门之后会有"艺无止境"之感。群众性的武术活动，便成为人们切磋技艺、交流思想、增进友谊的良好手段。

三、动作要领

第一段：太极拳

此套拳法，主要以陈氏太极拳的主要结构，以动静开合之理，与刚柔虚实之法，为轻沉迟速互练之术；拳势动作，均以螺旋进退。

第一式：起势（见图 6-1.1）

1. 左脚开立： 左脚向左分开，两脚平行同肩宽。

2. 两臂前举： 两臂慢慢向前举，自然伸直，两手心向下。

3. 屈膝按掌： 两腿慢慢屈膝半蹲，两掌同时下按到腹前。

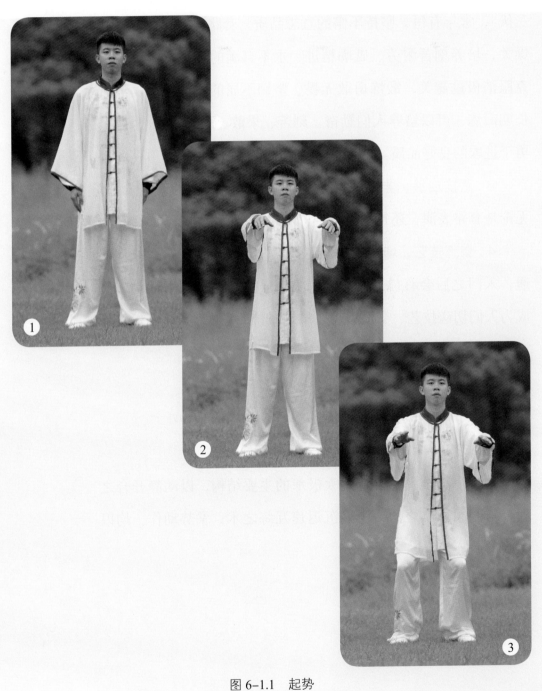

图 6-1.1　起势

第二式：转身歇步亮掌（见图 6–1.2）

1. 转身歇步：身体向左旋转 90 度，两腿交叉靠拢全蹲，左脚全脚着地，脚尖外展，右脚前脚掌着地，膝部靠于前小腿外侧，臀部接于右脚跟处。

2. 亮掌：左手弯曲 90 度，掌心向外，右手伸直，掌心向上。

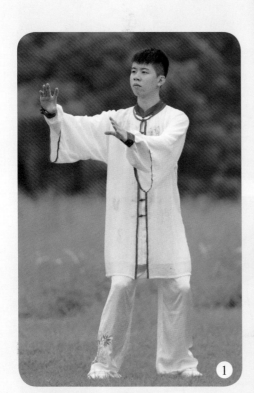

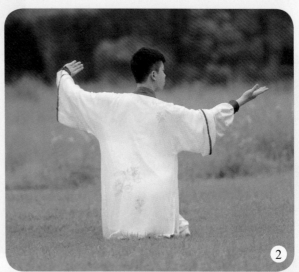

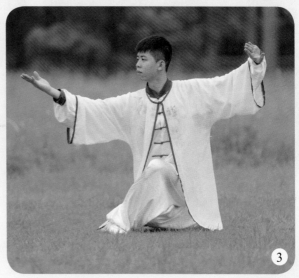

图 6–1.2　转身歇步亮掌

第三式：左野马分鬃（见图 6-1.3）

1.抱球收脚： 上体稍右转，右臂屈抱于右胸前，左臂屈抱于腹前，成右抱球；左脚收至右脚内侧成丁步。

2.弓步分手： 上体左转，左脚向左前方迈出一步，成左弓步；同时两掌前后分开，左手心斜向上，右手按至右胯旁，两臂微屈。

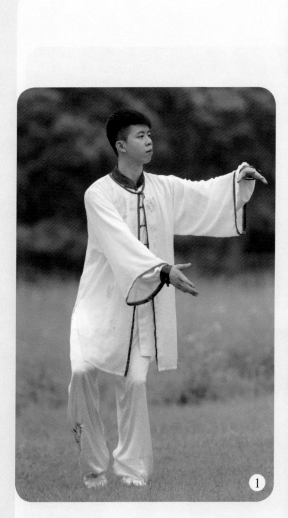
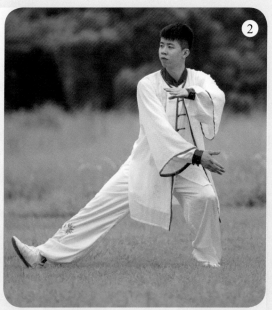
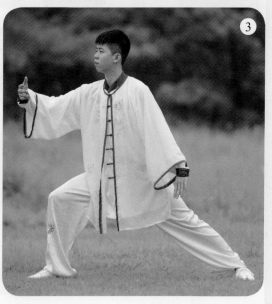

图 6-1.3　左野马分鬃

第四式：提膝穿掌（见图 6–1.4）

1. 提膝： 左腿伸直支撑，右腿提膝，脚尖向下，右膝外展。

2. 穿掌： 左手掌心向下按，右手予左手交叉向上。

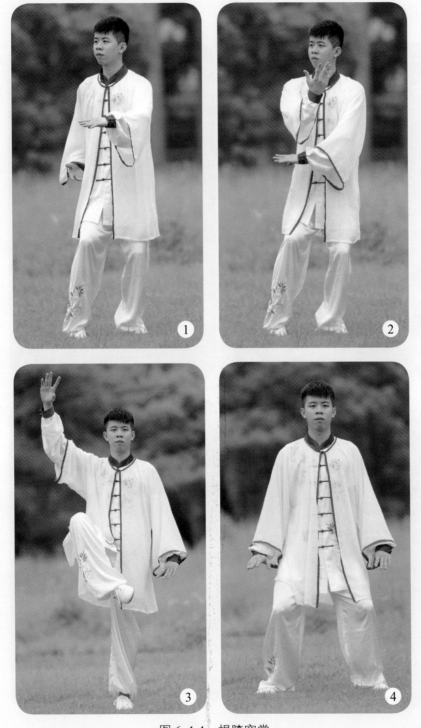

图 6–1.4　提膝穿掌

第五式：转身马步劈掌（见图 6-1.5）

1. 马步下按：右手掌心向下按，右腿下蹲，呈马步。

2. 转身劈掌：向右腾空旋转 180 度呈马步，左右手掌由上往下按劈。

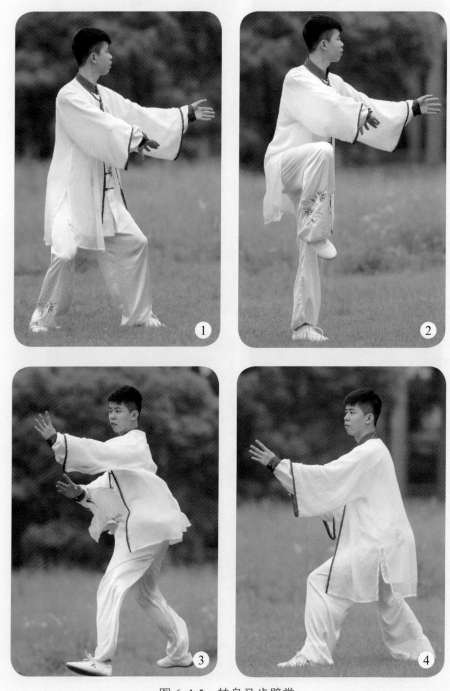

图 6-1.5　转身马步劈掌

第六式：侧踹（见图 6–1.6）

1. 屈膝收腿： 左腿微屈膝，重心在左腿，右腿由屈到伸，脚尖内扣以脚掌外侧为力点，向右上踹出，右脚与腰同高。

2. 双手推掌： 侧踹同时双手呈掌向两边推出。

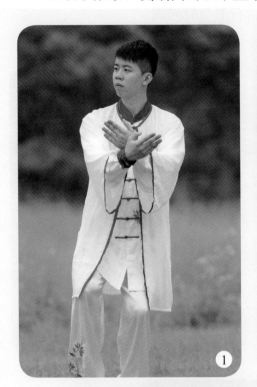 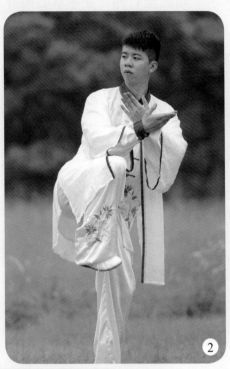

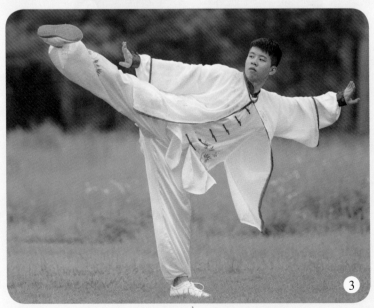

图 6–1.6 侧踹

第七式：马步定势（见图 6-1.7）

两腿平行开立，两脚间距离三个脚掌的长度，然后下蹲，脚尖平行向前，左手收于左侧腰间，掌心向下，右手由左往右画弧至右侧，立掌掌心向外，右手与肩同高。

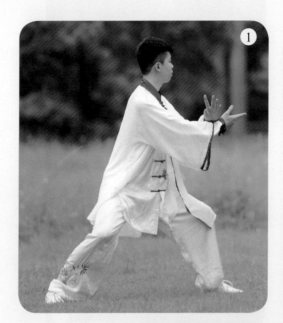
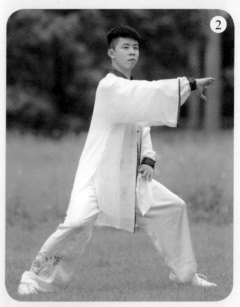
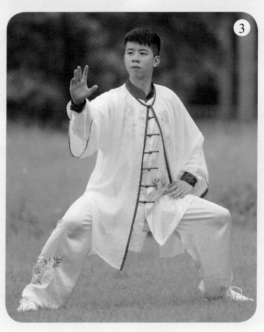

图 6-1.7　马步定势

第八式：虚步双推掌（见图 6–1.8）

双手收于胸前向前推，双手微弯曲，左脚上半步，重心在右脚。

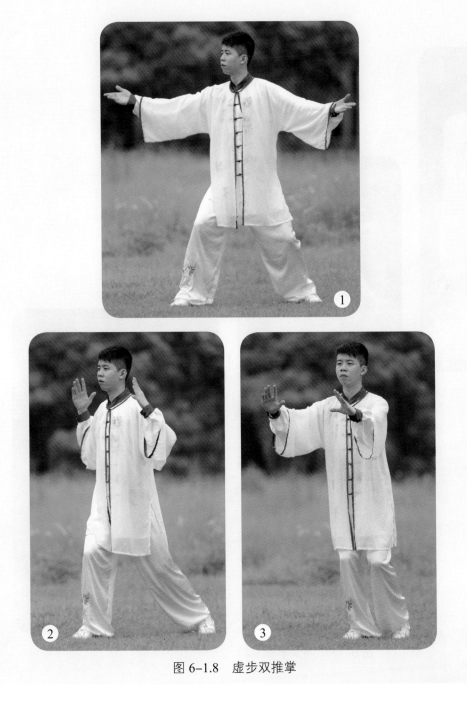

图 6–1.8　虚步双推掌

第九式：马步单鞭（见图 6-1.9）

1. 马步：两腿平行开立，两脚间距离三个脚掌的长度，然后下蹲，脚尖平行向前。

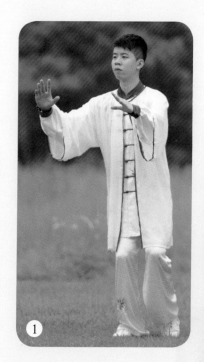

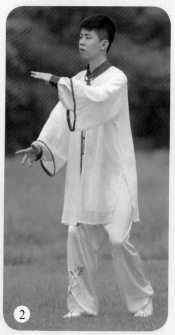

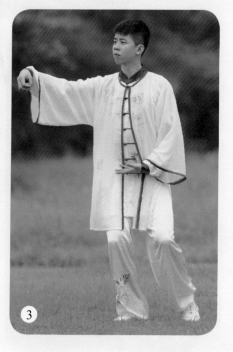

图 6-1.9　马步单鞭（1）

2.转腰托掌：重心右移，右手变勾手，左手变掌呈弧形
打开。

3.马步立掌：重心转移到中间，目光看左前方。

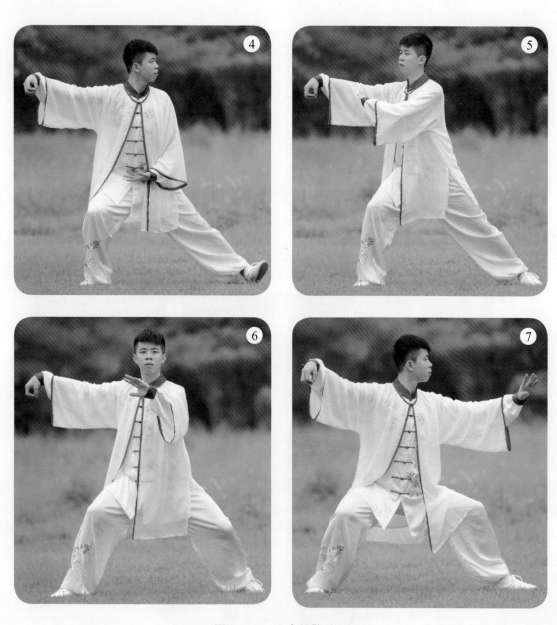

图 6-1.9　马步单鞭（2）

第十式：白鹤亮翅（见图 6-1.10）

虚步分手：上体后坐并向右转体，左脚稍向前移动，成左脚虚步；同时右手分至右额前，掌心向内，左手按至左腿旁，上体转正；眼平视前方。

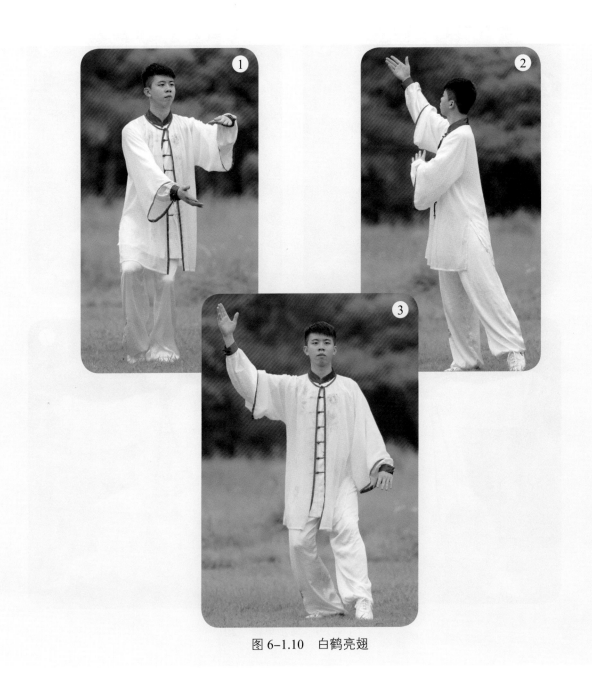

图 6-1.10　白鹤亮翅

第十一式：上步推掌（见图 6-1.11）

1. 收脚托掌：上体右转，右手至头前下落，经右胯侧向后方上举，与头同高，手心向上，左手上摆，向右划弧落至右肩前；左脚收至右脚内侧成丁步；眼视右手。

2. 上步搂推：上体左转，左脚向左前方迈出一步成左弓步；左手经膝前上方搂过，停于左腿外侧，掌心向下，指尖向前，右手经肩上，向前推出，右臂自然伸直。

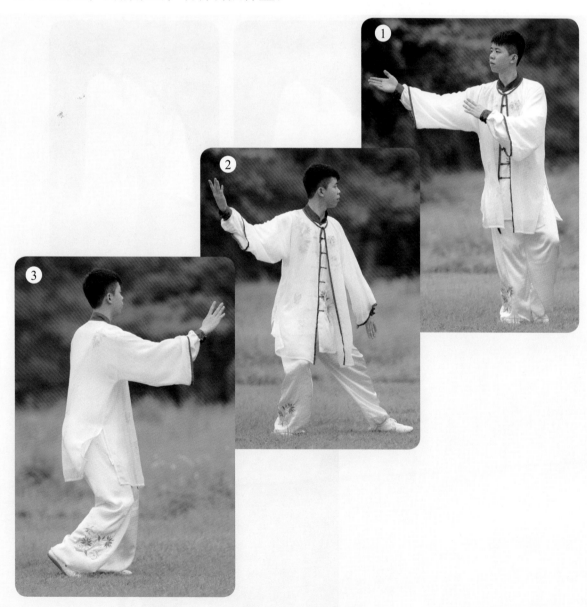

图 6-1.11　上步推掌

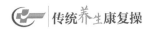

第十二式：右蹬腿（见图 6-1.12）

1.抱手收脚：右脚成丁步；两手向腹前划弧相交合抱，举至胸前，右手在外，两掌心皆转向内。

2.分手蹬脚：两手手心向外撑开，两臂展于身体两侧，肘关节微屈，腕与肩平；左腿支撑，右腿屈膝上提，脚跟用力慢慢向前上方蹬出，脚尖上勾，膝关节伸直，右腿与右臂上下相对，方向为右前方约30度；眼视右手。

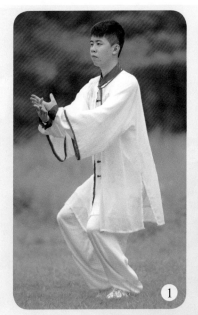
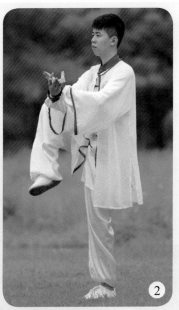

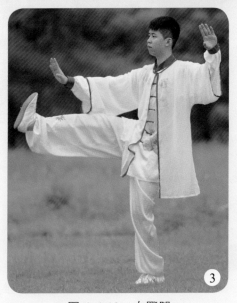

图 6-1.12　右蹬腿

第十三式：双峰贯耳（见图6–1.13）

1. 屈膝并手：右小腿屈膝回收，左手向体前划弧，与右手并行落于右膝上方，掌心皆翻转向上。

2. 弓步贯掌：右脚下落向右前方上步成右弓步；两手握拳经两腰侧向上、向前划弧摆至头前，两臂半屈成钳形，两拳相对，同头宽，拳眼斜向下。

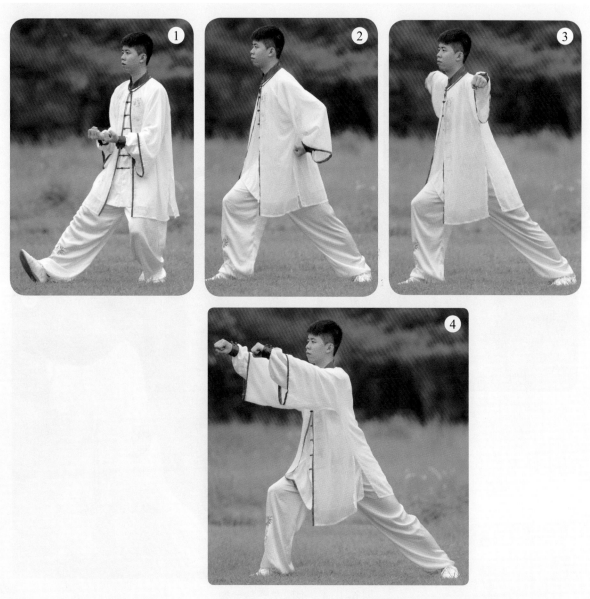

图6–1.13　双峰贯耳

第十四式：抱球左野马分鬃（见图 6-1.14）

1. 抱球收脚：上体稍右转，右臂屈抱于右胸前，左臂屈抱于腹前，成右抱球；左脚收至右脚内侧成丁步。

2. 弓步分手：上体左转，左脚向左前方迈出一步，成左弓步；同时两掌前后分开，左手心斜向上，右手按至右胯旁，两臂微屈。

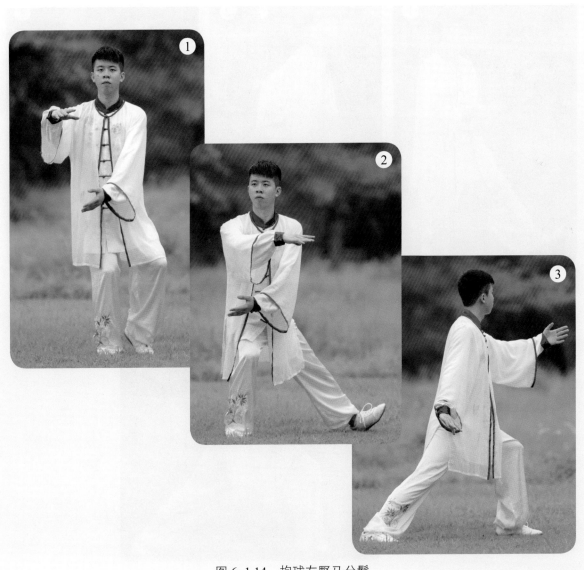

图 6-1.14　抱球左野马分鬃

第十五式：抱球右野马分鬃双推掌（见图 6-1.15）

1. 抱球收脚：重心稍向后移，左脚尖翘起外撇；上体稍左转，左手翻转在左胸前屈抱，右手翻转前摆，在腹前屈抱，成左抱球；重心移至左腿，右脚收至左脚内侧成丁步。

2. 弓步分手：同前弓步分手，惟左右相反。

3. 上步推掌：左手在上，右手在下穿掌，双手后坐，重心在左脚，双手变掌向前推，重心转为右脚。

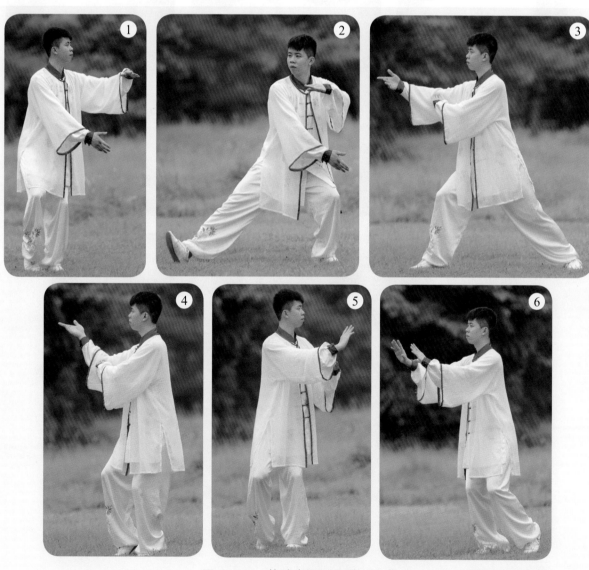

图 6-1.15 抱球右野马分鬃双推掌

第十六式：外摆腿（见图 6-1.16）

左腿支撑，全脚着地，右脚尖勾紧，向左侧上方提起，经面前向右侧上方摆动，右脚落在左脚旁，眼向前平视，左右掌可在右侧上方击掌。

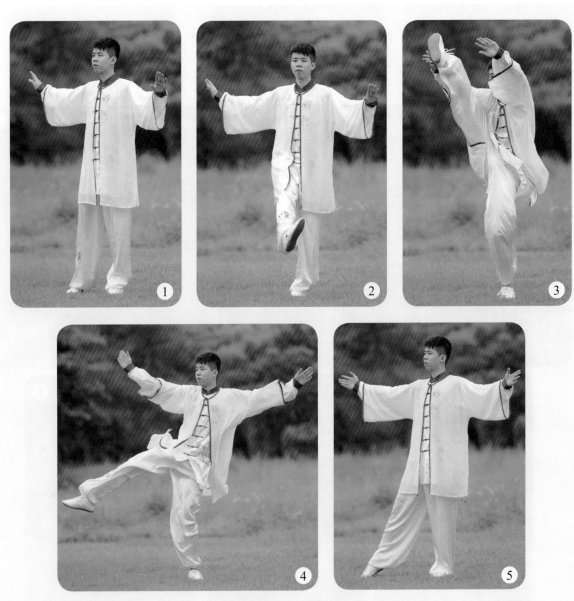

图 6-1.16 外摆腿

第十七式：马步亮掌（见图 6-1.17）

马步亮掌：马步同上，双手由下往上提，左手掌心向外，

右手掌心向上，目视右前方。

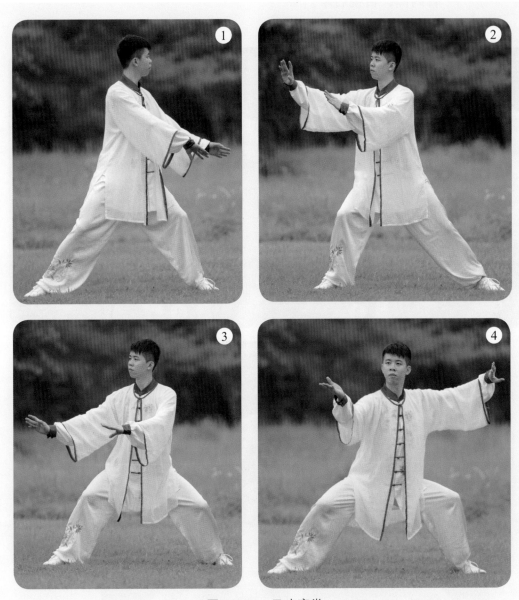

图 6-1.17　马步亮掌

第十八式：云手歇步冲拳（见图 6-1.18）

1. 转身分掌：重心右移，右脚外撇，上体右转，左手前伸，右手变拳收于腹旁。

2. 歇步冲拳：重心前移，成歇步，右拳打出，左掌收于右臂内侧，目视右拳。

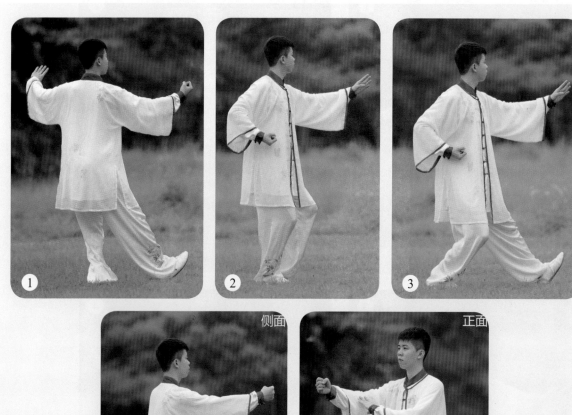

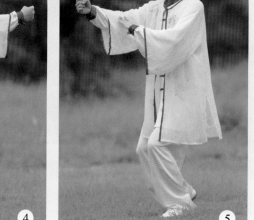

图 6-1.18　云手歇步冲拳

第十九式：马步崩拳（见图 6-1.19）

马步收拳，右拳收于腰间，旋转冲拳，右手收于腰间。

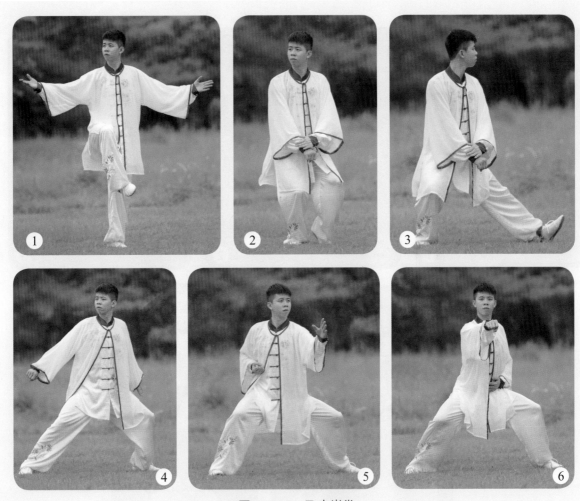

图 6-1.19　马步崩拳

第二十式：云手（见图 6-1.20）

上体右转，重心右移，左脚向右脚后插，两腿屈膝半蹲，两脚平行向前成小开立步；右手经头前向右划弧运转，掌心渐渐向外翻转，左手向下、向右划弧运转，掌心渐渐转向内；视线随右手运转。

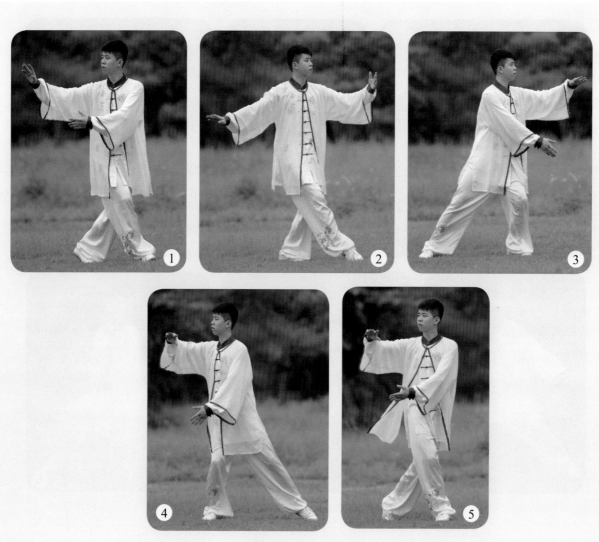

图 6-1.20　云手

第二十一式：腾空单拍腿（见图 6–1.21）

上步拍腿，左脚起跳，右手拍打右脚脚面，右脚单脚着地。

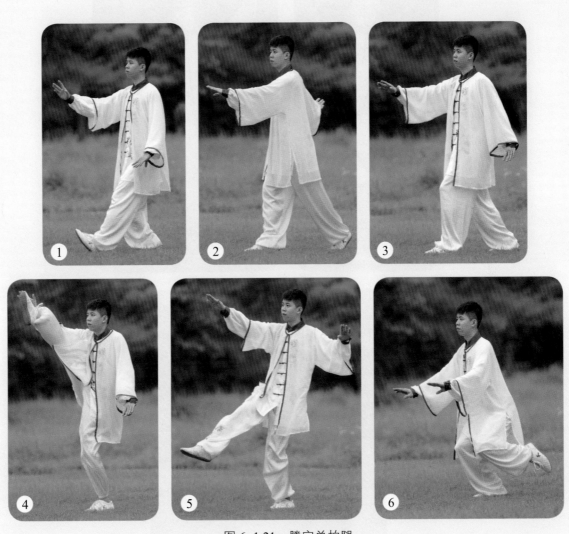

图 6–1.21　腾空单拍腿

第二十二式：提膝独立（见图6-1.22）

右腿伸直支撑，左腿提膝，脚尖向下，左膝外展。

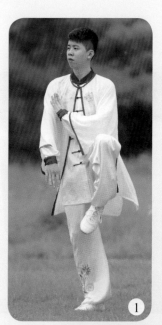
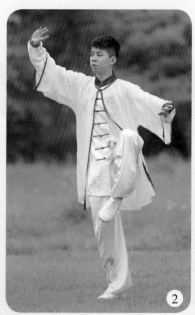
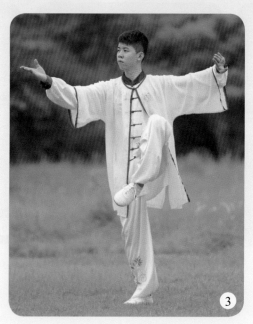

图6-1.22　提膝独立

第二十三式：左揽雀尾（见图 6–1.23）

上体左转，重心后移，成右虚步；右手推至体前，左手向

后、向下划弧，收至左腰侧，手心向上；眼视右手。

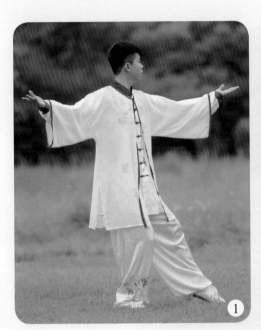
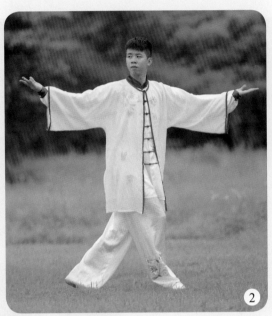

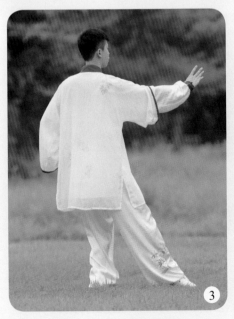

图 6–1.23　左揽雀尾

第二十四式：右揽雀尾（见图 6–1.24）

上体右转，重心左移，成左虚步；左手推至体前，右手向后、向下划弧，收至右腰侧，手心向上；眼视左手。

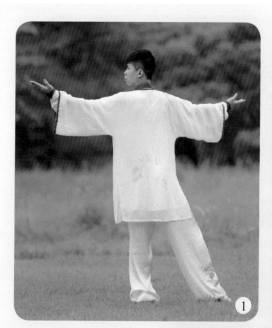
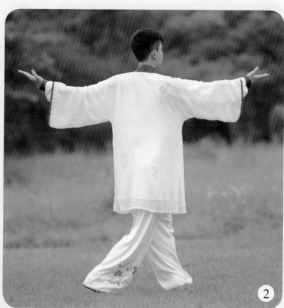
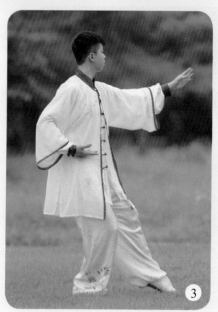

图 6–1.24　右揽雀尾

第二十五式：收势（见图 6-1.25）

1. 翻掌分手： 两臂内旋，两手翻转向下分开，两臂慢慢下落停于身体两侧；眼视前方。

2. 并脚还原： 左脚轻轻收回，恢复成预备姿势。

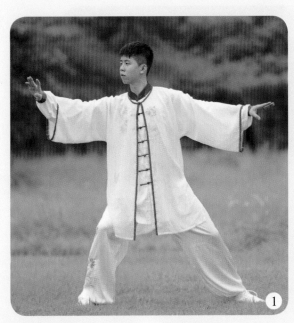
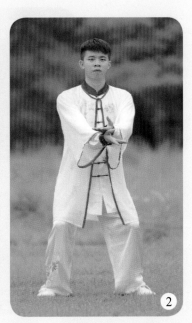
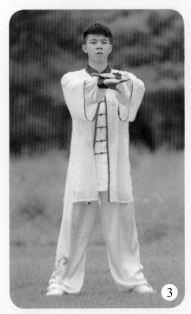
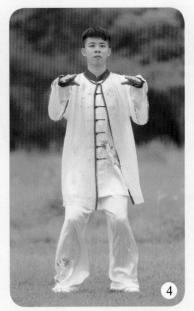
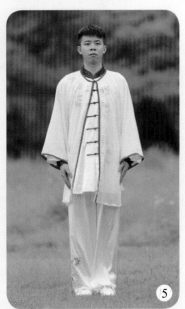

图 6-1.25　收势

第二段：剑术

第一式：起势（见图 6-2.1）

目视前方，双脚并拢，左手藏剑，右手成剑指由右向前转动至正前方，转动过程，眼神要跟剑指方向一起转动。

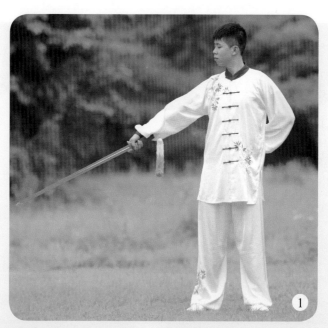

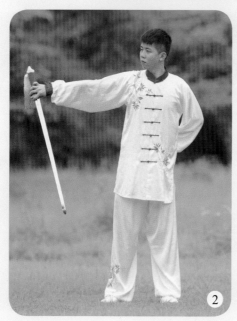 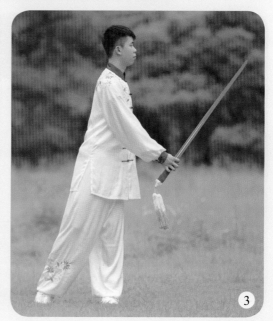

图 6-2.1　起势（1）

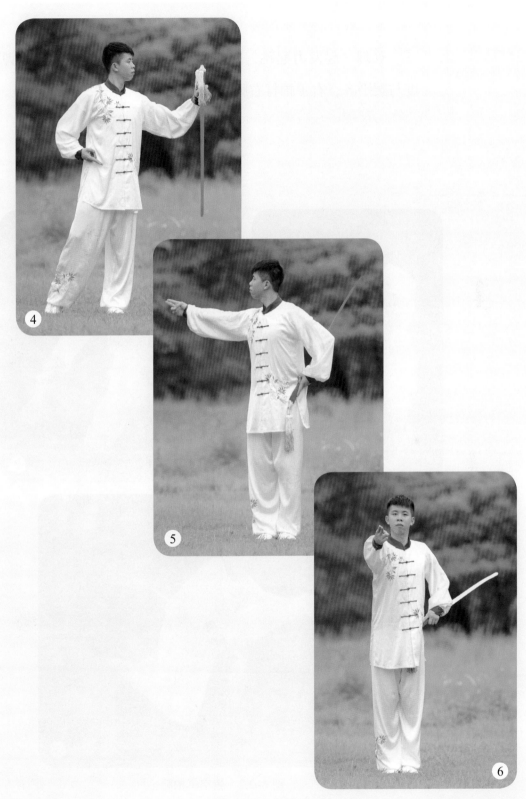

图 6-2.1　起势（2）

第二式：腾空单拍腿（见图 6-2.2）

双脚一起发力起跳，腾空后右脚绷直，左脚内收，右脚高
度与腰平齐，右手拍打右脚脚面。

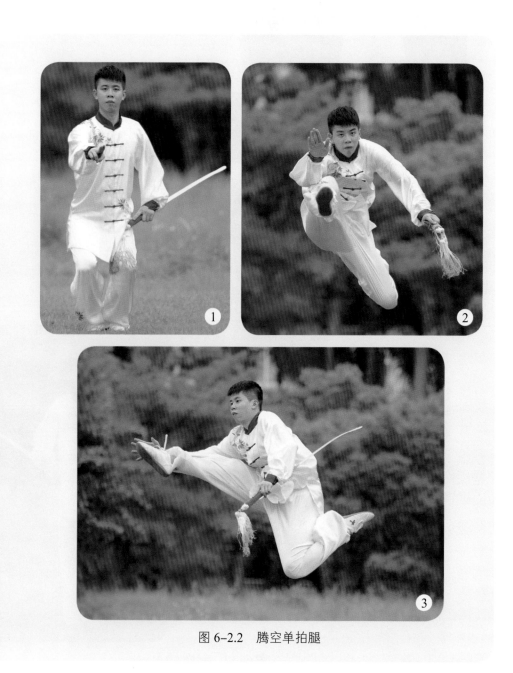

图 6-2.2　腾空单拍腿

第三式：盘坐背剑（见图 6-2.3）

腾空在空中成盘坐姿势，右脚在上，左脚在下，下地后左
手成剑指定于右上方，左手收剑于后背，目视左前方。

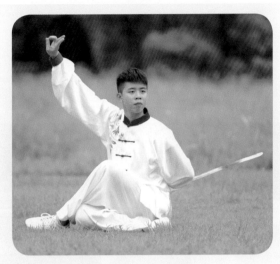

图 6-2.3　盘坐背剑

第四式：弓步刺剑（见图 6-2.4）

左手成剑指；左脚上半步成左弓步；上身左转，右手持剑
向身前平伸直刺，左剑指随之伸向身后平举，目视剑尖。

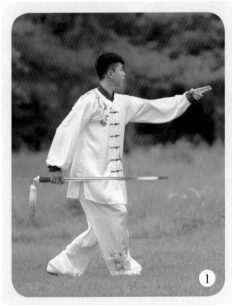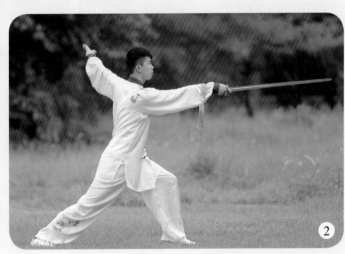

图 6-2.4　弓步刺剑

第五式：转身剑花（见图 6-2.5）

内外剑花，要求内剑花贴于胸前，外剑花贴于背部，眼神跟剑的方向走。

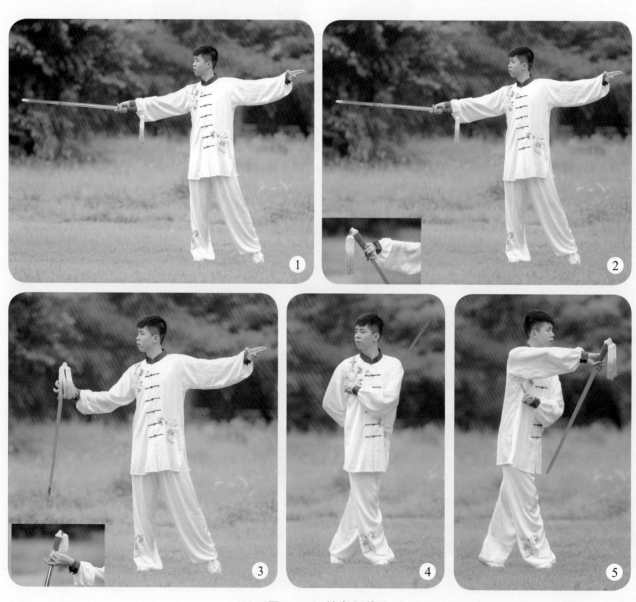

图 6-2.5　转身剑花（1）

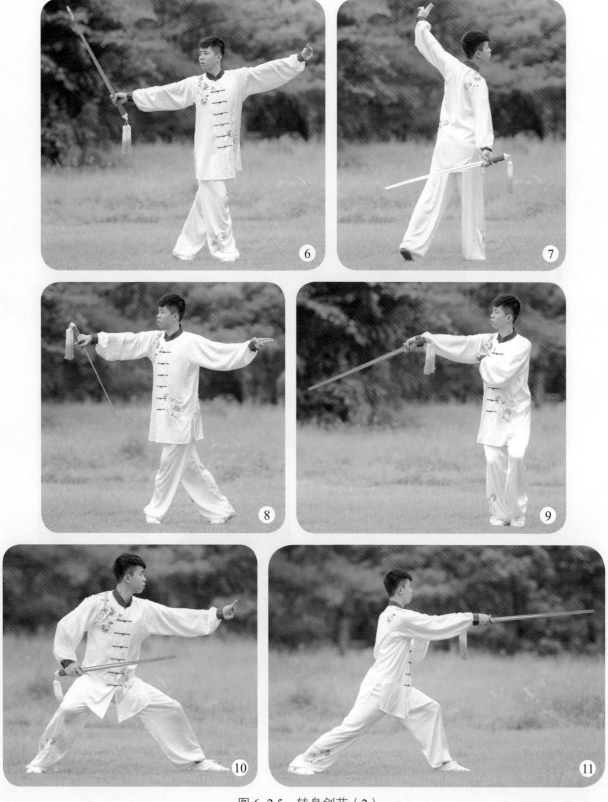

图 6-2.5　转身剑花（2）

第六式：虚步亮剑（见图6-2.6）

双脚直立，重心在右脚，左脚脚尖点地，右手持剑向右上方直刺，左手伸直成剑指，目视左前方。

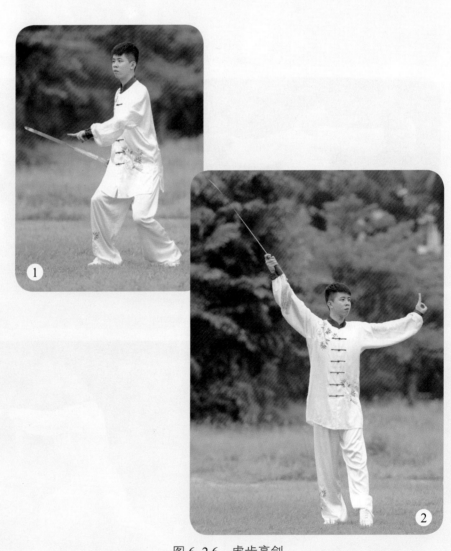

图6-2.6　虚步亮剑

第七式：上步劈剑（见图 6–2.7）

上步双腿稍弯曲，右手持剑向左划一小圈向前下劈剑，左手剑指由右腋下向上绕环，在头顶上方屈肘侧举，上身略前俯，目视剑尖。

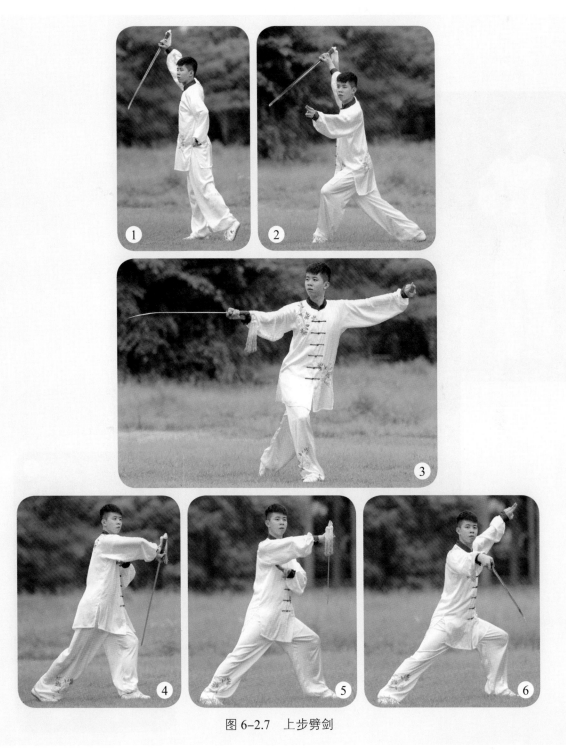

图 6–2.7 上步劈剑

第八式：腾空横劈剑（见图6-2.8）

双脚同时发力起跳，腾空后双腿张开成一直线，双脚腾空高度高于腰部，劈剑同前。

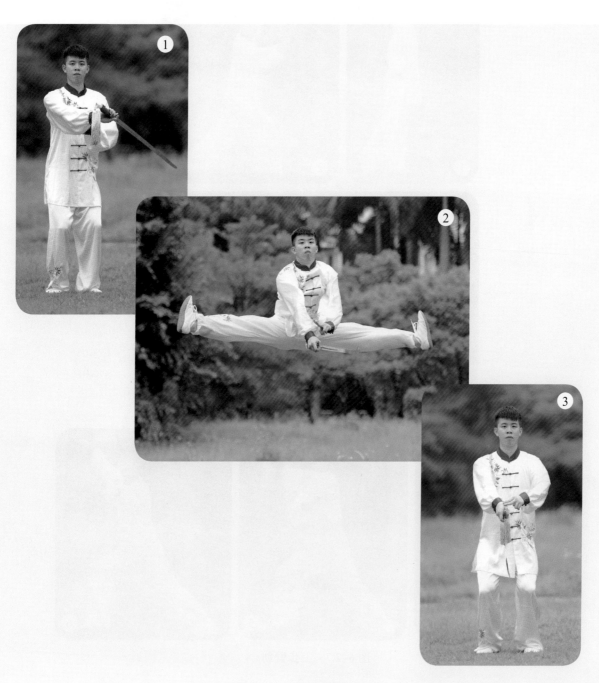

图6-2.8 腾空横劈剑

第九式：旋风腿一字马定势（见图 6-2.9）

1. 旋风腿，提起左腿迅速向左后方跳起，左手击响右脚底，人体旋转 360 度，要求右脚高度高于肩部，双脚同时着地。

2. 一字马，左脚在前，右脚在后，双脚成一直线贴于地面，目视前方。

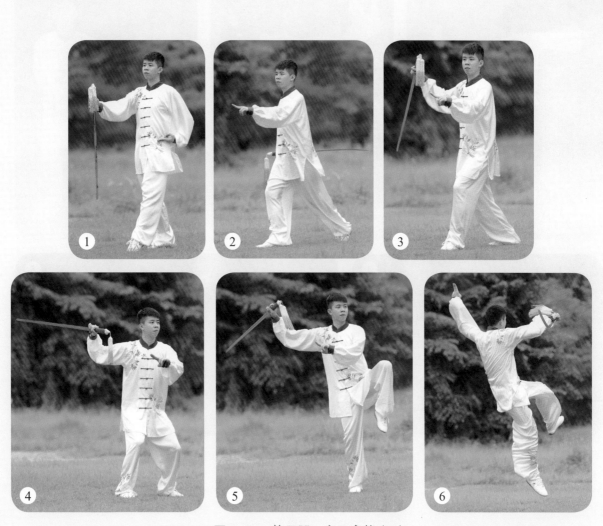

图 6-2.9　旋风腿一字马定势（1）

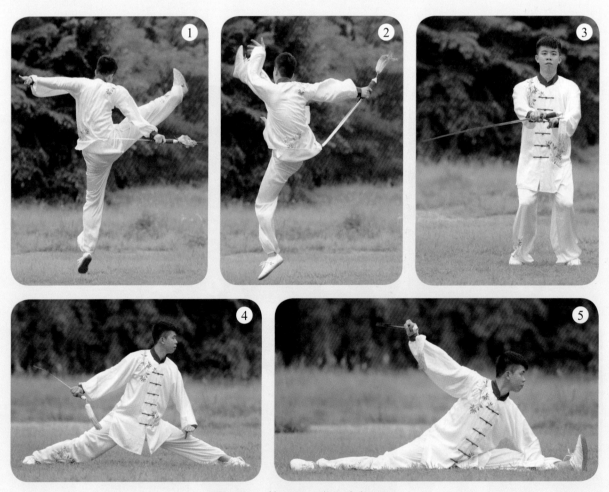

图 6-2.9　旋风腿一字马定势（2）

第十式：剑花（见图 6-2.10）

内外剑花，要求内剑花贴于胸前，外剑花贴于背部，眼神跟剑的方向走。

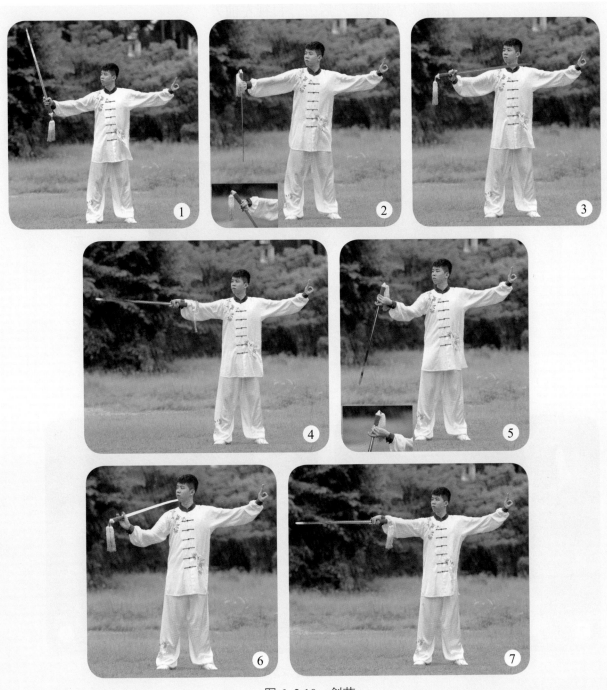

图 6-2.10 剑花

第十一式：扑步定势（见图6-2.11）

左扑步，双脚着地，左脚伸直，脚面内扣，右脚弯曲，右脚脚尖与身体方向一致，上本身保持直立，右手持剑，剑尖向左侧，左手收于左后方，目视左前方。

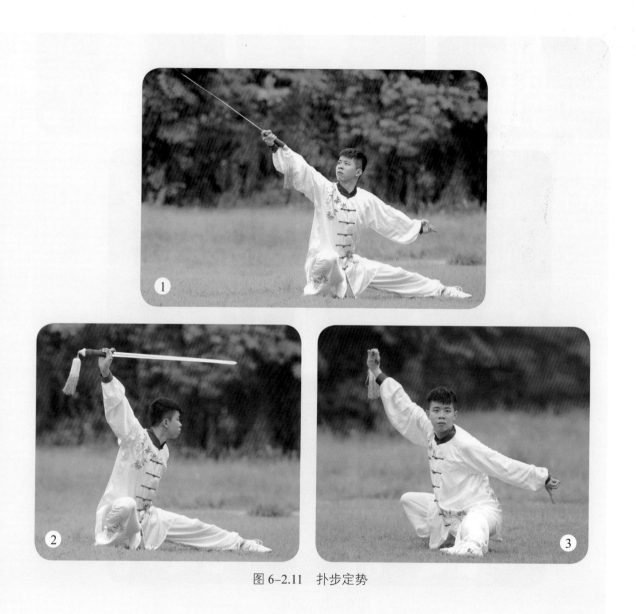

图6-2.11 扑步定势

第十二式：上步单拍腿（见图 6-2.12）

抡臂右手拍打右脚脚面，右脚要求伸直高于肩部，目视正前方。

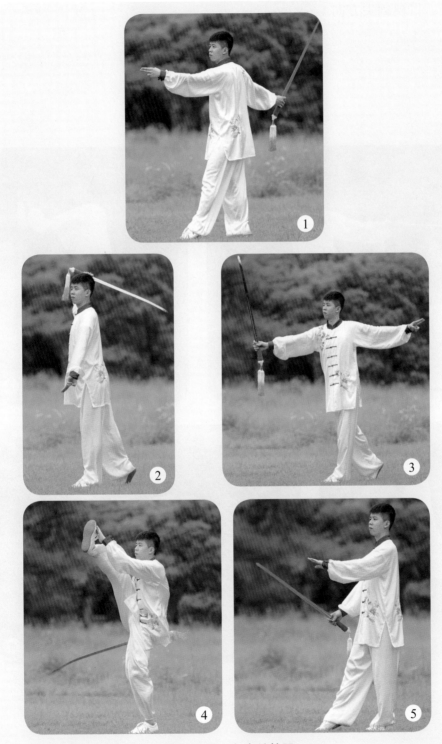

图 6-2.12　上步单拍腿

第十三式：单腿独立（见图 6–2.13）

左脚架于右脚之上，右脚成半蹲，右手持剑由左往右横劈，目视剑尖方向。

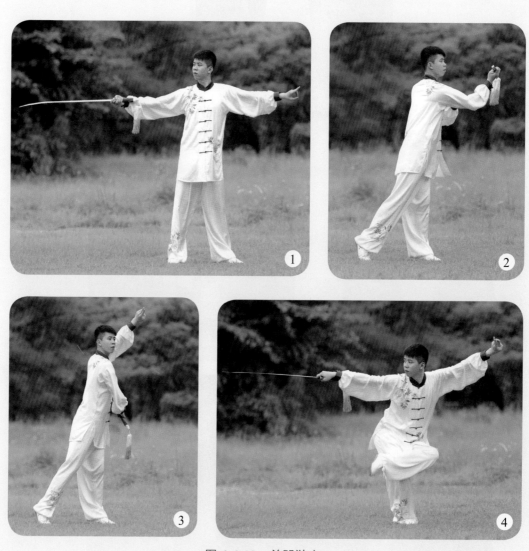

图 6–2.13　单腿独立

第十四式：插步刺剑（见图 6−2.14）

右脚往左脚后插步，右手持剑由右上方往左下方直刺，目视左下方。

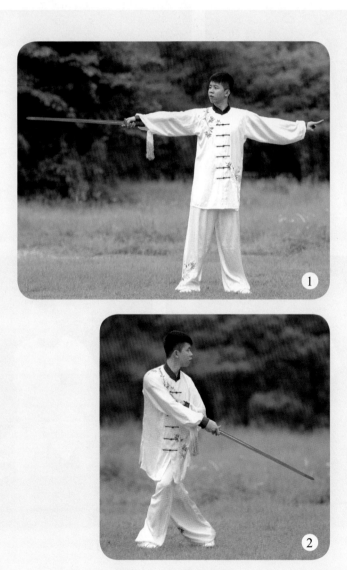

图 6−2.14 插步刺剑

第十五式：弓步背剑（见图 6-2.15）

弓步同上，右手持剑收于背部，剑尖朝上，左手成剑指指向左前方，目视左前方。

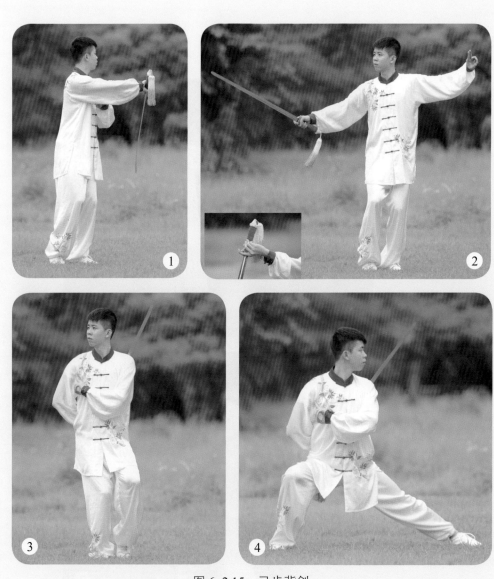

图 6-2.15　弓步背剑

第十六式：剑指定势（见图 6–2.16）

右脚弯曲，左脚伸直呈右弓步，右手持剑收于背部，左手剑指向左上方，目视剑尖。

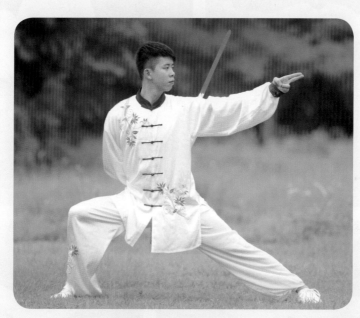

图 6–2.16　剑指定势

第十七式：提腿独立（见图 6-2.17）

右手扣住右脚脚跟，右脚伸直高于肩部，右手持剑平衡，目视正前方。

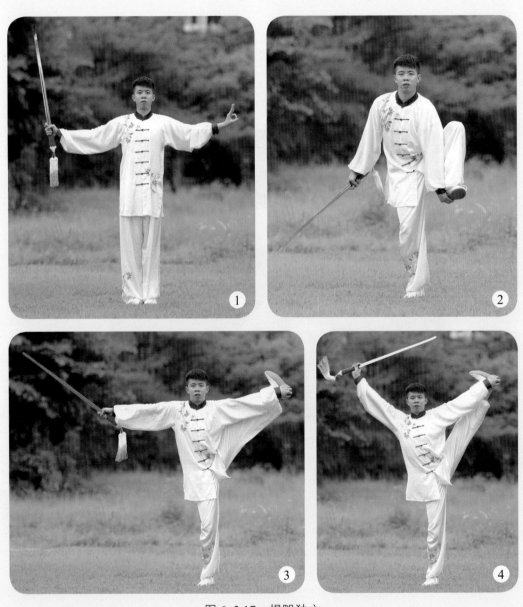

图 6-2.17 提腿独立

第十八式：弓步刺剑（见图 6–2.18）

左手成剑指；左脚上半步成左弓步；上身左转，右手持剑
向身前平伸直刺，左剑指随之伸向身后平举，目视剑尖。

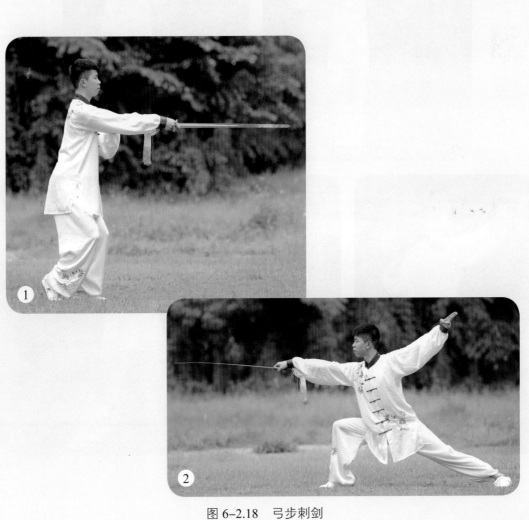

图 6–2.18　弓步刺剑

第十九式：虚步收势（见图 6-2.19）

左脚脚尖斜向前，屈膝半蹲，大腿接近水平，右脚全脚掌着地；前腿微屈，脚面绷紧，脚尖点地。

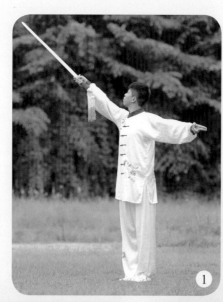

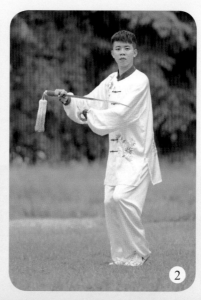

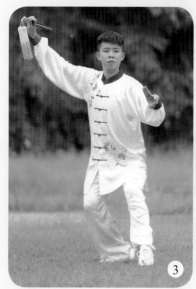

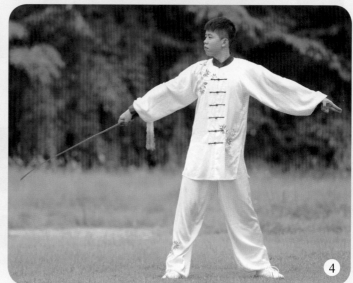

图 6-2.19　虚步收势（1）

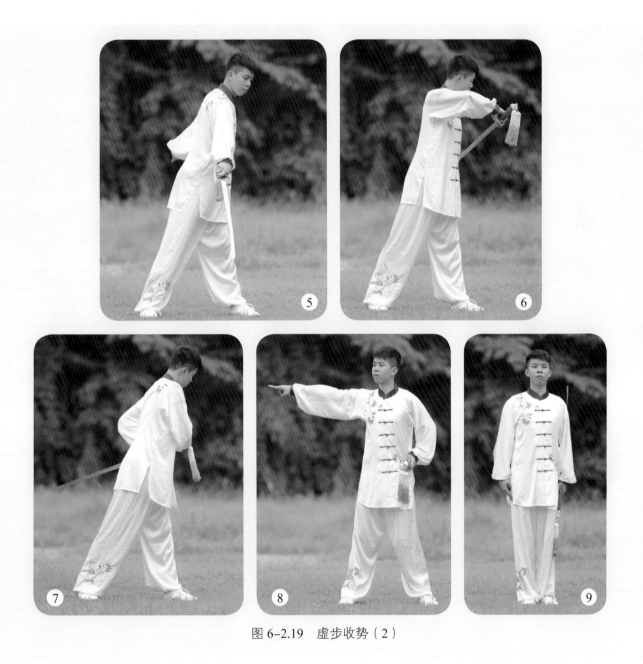

图 6-2.19　虚步收势（2）

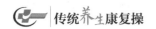
四、注意事项

1.第一段为太极拳，适合中老年人练习，第二段为竞技剑术，适合青少年练习。

2.竞技武术运动强度较大，建议由基本功做起，打好基础再进行下一步训练，不要单独训练，要求有一定专业知识的人陪同。

3.训练强度不宜过大，循序渐进，慢慢积累。

主要参考资料

[1]唐豪，顾留馨.太极拳研究[M].北京：人民出版社，1996